大阪大学総合学術博物館叢書 ◆ 11

漢方今昔物語
生薬国産化のキーテクノロジー

髙橋 京子・小山 鐵夫

刊行によせて

　漢方医学の臨床的な有効性に対する評価・再評価が進むとともに、漢方薬を用いた治療に対する国民の関心が高まっています。超高齢化時代を迎えるわが国の医療を支える存在としての漢方医学の重要性も認識されはじめています。それに伴って、漢方薬の使用量も徐々に増加していく傾向にあります。漢方薬の製造原料として用いられる生薬の供給は約80％を中国に依存していますが、わが国の漢方医療を将来にわたって発展させるためには、生薬供給の中国依存からの脱却が不可欠であることも認識されはじめ、生薬の国産化に向けた官民をあげた努力も始まっています。生薬は何よりも現代医療の第一線で用いられる医薬品であるとともに、先人たちの歴史的な努力の中で育まれてきた文化財産でもあります。生薬の国産化という問題を考えるためには、生薬のこのような性格を認識しておくことが必要であると思います。

　本書は、2014年4月から7月まで大阪大学総合学術博物館が主催して開催された第7回特別展「漢方今昔物語　生薬国産化のキーテクノロジー」をもとに編纂されたものです。この特別展では、私ども高知県牧野記念財団・高知県立牧野植物園も国指定文化財史跡・森野旧薬園とともに共催団体として加えていただき、古今東西に展開されてきた植物資源学的研究活動を紹介することができました。また、農業・食品産業技術総合研究機構の協力を得て、多様な分野へ情報発信が実践できたと推察します。本書には、漢方薬・生薬のさまざまな側面についてのわかりやすい記述とともに、随所に魅力的な写真や図版が数多く掲載されており、生薬の国産化を目指すという観点から漢方薬・生薬の世界を見るための絶好の鳥瞰図となっています。薬用作物の栽培生産という問題を考え、議論する際のプラットホームとしての役割を本書が果たしてくれるものと期待しています。

　第7回特別展「漢方今昔物語　生薬国産化のキーテクノロジー」を主催され、産官学民のこの分野の第一線の研究者を執筆者として組織されて本書をまとめ上げられた大阪大学総合学術博物館　髙橋京子先生の献身的なご努力に感謝申し上げます。

日本生薬学会会長
高知県牧野記念財団理事長
水上　元

はじめに

　漢方薬原料である生薬の基原種は大半を野生植物に依存し、自然破壊による急速な植物種の消失が危惧されています。資源小国・日本の未来は、生薬の不足や粗悪品の流通で、漢方薬産業が終焉に達する危険を孕んでいます。薬用植物の栽培は不可欠ですが、育種が困難な植物も多く、代替品開発に関して広い視点が必要です。

　8代将軍徳川吉宗が推進した薬種国産化政策は、自国の植物資源から代替種を見出して栽培し、高品質な生薬を開発するなど、大きな成果を得ました。史跡・森野旧薬園（奈良県宇陀市）は、吉宗の薬草政策の一端を担った森野初代藤助通貞（号は賽郭）により創始された日本最古の私立植物園です。賽郭は漢薬種の育種・栽培・生産などについて研鑽し、手稿真写の彩色植物図譜「松山本草」を完成させました。賽郭から始まる薬種国産化の意思は、伝統殖産として確立された暗黙知となり、江戸期の大宇陀の自然を残す旧薬園と共に"温故知新"の示唆に富みます。近年、生薬市場のグローバル化や生物多様性条約に関する政治的な資源ナショナリズムが加わり、生薬資源の安定供給は深刻化していますが、大学博物館・植物園に蓄積された膨大な学術標本や生殖質、フィールドワーク記録、篤農技術に関する知識の蓄積は、問題解決策を探る基盤となります。また、植物資源国への支援を実践する高知県立牧野植物園や、6次産業化モデルを提唱する農業・食品産業技術総合研究機構（中央農業総合研究センター・九州沖縄農業研究センター）との学際的連携研究が、新たな視点からの生薬国産化のキーテクノロジーの構築を可能にします。

　本書ではまず、高齢化と健康意識の高まりで漢方薬の需要が増加している一方で、その原材料の約90%を輸入に頼る我が国の漢方産業の最前線について、解説します。ついで、江戸享保期、大和地域で展開された薬種国産化政策と森野旧薬園の植物資源を本草学的視点から検証することで、その独自性と品質保証学的意義を明らかにします。そして、江戸期に開花した日本の本草学と博物学は、西洋の植物学から刺激を受け、日本における近代植物分類学研究へとつながっていきます。植物多様性のインベントリー研究や資源植物学の基盤を支える植物園並びに博物館の役割を解説します。最後に、22世紀の薬草政策につなぐ最新の医薬学・理学・農学による共創的連携研究を紹介します。各研究をつなぐプラットフォームになれば幸甚です。

目　次

刊行によせて
はじめに

Ⅰ. 漢方産業を知る ……………………………………………………………………………………… 5
　　生薬・薬用植物とは　6
　　漢方医学・漢方薬とは　7
　　医薬品としての生薬　8
　　　　生薬の基原 / 医薬品原料生薬の品質評価 / 医薬品と品質保証 / 漢方エキス製剤のできるまで
　　国内の医薬品市場規模と国内シェア　14
　　　　医療現場における漢方薬の使用実態 / 全国消費者のニーズ
　　漢方の国際標準化競争　17
　　輸入生薬の現状・原材料調達の不安　18
　　　　輸入生薬の現状 / 国産生薬の現状
　　機能性素材としての薬用植物・作物　21
　　　　農業生産者のニーズ

Ⅱ. 温故知新：江戸享保期の薬草政策と森野旧薬園 ……………………………………………… 23
　　江戸享保改革期の薬種国産化政策　24
　　　　本草学の発展〜実践的本草学者の登用 / 幕府採薬使による薬草見分 / 植村左平次採薬行 / 大和採薬経路図
　　薬草諸政策の展開〜江戸後期における薬種流通システム　30
　　大和・大宇陀「森野旧薬園」の生薬資源　31
　　　　森野家系譜と薬園のあゆみ / 森野藤助賽郭真写「松山本草」/ 漢薬種育成と生薬栽培の伝統
　　森野家文書を翻刻する意義　35
　　森野家が支えた薬草園の役割と環境社会学的意義　37
　　　　外国産植物の導入・栽培化〜トウスケボウフウ・藤助防風 / 貴重種・珍種の蒐集 / 国産生薬のルーツ

Ⅲ. 本草学の新展開：博物館 / 植物園の機能 ……………………………………………………… 41
　　日本の植物学研究〜本草学から植物分類学へ　42
　　植物学者・牧野富太郎が果たした役割　43
　　　　牧野式植物図の重要性 / 森野旧薬園と牧野富太郎の交流
　　植物園の機能　48
　　　　植物のすべてを語る腊葉標本 / 植物の同定・分類・学名とは
　　高知県立牧野植物園の研究活動　52
　　　　植物探査・分類研究 / ラボにおける有用遺伝子のスクリーニング
　　大阪大学総合学術博物館〜継承される生薬標本の意義　56
　　　　生薬標本類〜実地臨床の証拠標本 / 生薬の国際標準化と薬物文化 / 日本薬局方〜生薬品質の担保

Ⅳ. 資源植物学：植物の恵みを資源に変えて ………………………………………………… 61
　　植物産業と資源植物学　62
　　　　資源植物学のカテゴリー
　　アンデスは食用カンナの起源　64
　　野生植物や栽培作物の消失　66
　　　　野生植物の喪失 / 栽培作物の消失 / 単一作物化の危険性
　　資源ナショナリズム　69
　　　　生物多様性ホットスポット
　　東アジア・北米隔離分布と生薬基原種の多様化研究　71

Ⅴ. 22世紀の薬草政策につなぐ今：生薬国産化のキーテクノロジー ……………………… 73
　　植物多様性が支える漢方薬の未来
　　　　〜学術シンポジウム「医・薬・理・農学の共創的連携：22世紀の薬草政策につなぐ今」より　74
　　農学からの提案〜品種育成から産業化まで　75
　　　　農業・食品産業技術総合研究機構 / 紫サツマイモの新品種育成と商品展開
　　生薬自給率向上を実現するには〜薬用植物生産の課題　77
　　　　薬用作物を活用した6次産業化の可能性 / 薬食同源〜ハトムギとヨクイニン /
　　　　ウェアラブルカメラの活用による知の映像化〜篤農技術の継承 /
　　　　大和生薬を守れ〜栽培指導者の育成 / 生薬・優良種苗の育成
　　漢薬基原植物の予備役を求めて　85
　　　　ミャンマー産チョウセンニンジン類縁種の評価研究
　　マテリアルサイエンス〜メタロミクスによる芍薬の品質評価　88
　　薬食同源による医療指導・未病への示唆　91
　　医薬品としての生薬・薬用植物〜薬学的視点からの共創的連携　92

参考文献　93
おわりに　94
執筆者紹介　95

I. 漢方産業を知る

髙橋京子・合田幸広・後藤一寿・姜東孝

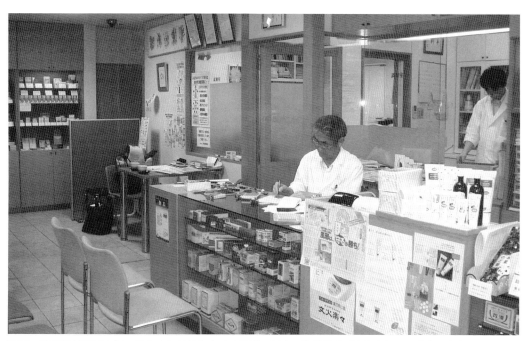

薬局：薬剤師が調剤を行い販売または授与をする施設．栃本天海堂薬局（大阪府）では漢方調剤室による漢方薬（煎じ薬や医療用漢方エキス製剤処方）と西洋薬の処方箋調剤を併設．

生薬・薬用植物とは

生薬とは

動植物の全体・部分・細胞内容物・分泌物・抽出物または鉱物で、医薬または医薬原料に供するものをいう。

（日本薬局方の定義より）

薬用植物とは

薬効成分を含み、薬用とする植物。全草または根・樹皮・葉・種子など特定部分を用い、そのまま、あるいは多少加工して使う場合と、医薬原料にする場合とがある。

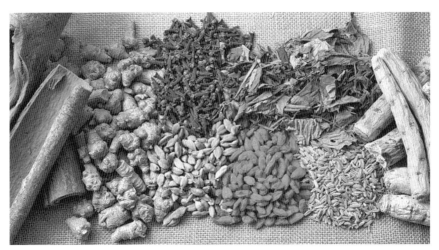

生薬として加工された薬用植物

　生薬は、自然界に存在する植物、動物、鉱物などの天然品をそのまま　あるいは乾燥、水蒸気蒸留などの簡単な加工を施して薬用としたものです。

　現在に伝わる生薬は人類が外傷や疾病と戦ってきた長い歴史の中で蓄積してきた知識の集大成であり、薬物文化と言い換えることができます。それは、日常的に食糧を探し出す試行錯誤の中から病気を改善するものを見出だしたり、武器に使用する矢毒など毒物の中から、微量使用することで、薬物として使えるものを発見してきた場合などがあります。世界各地で生活する諸民族は、それぞれ疾病の治療に使う伝統的な薬物を持っています。これらの薬物は、独自文化の中で長年の経験をもとに、気候風土、食生活およびその民族の体質などに適した形となって受け継がれてきました。我が国には漢方医学で使用する薬物（漢方薬）の他にも民間的に用いられてきた多数の生薬（民間薬・伝承薬）があります。

　薬用植物は、薬効成分を含み薬用とする植物で、全草または根、樹皮、種子など特定部分を用いそのままあるいは多少加工して使う場合と製薬原料にする場合とがあります。多くの薬用植物は野生に自生しているものを採取して利用しますが、経済栽培が可能なものは、薬用作物として区別します。

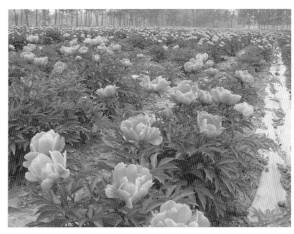

薬用作物　芍薬の栽培地（中国・安徽省）

漢方医学・漢方薬とは

> **漢方薬とは**
>
> 古代中国医学が5〜6世紀に日本へ伝わり、特に江戸時代に発展した医学を漢方医学と呼ぶ。その医療に使用される薬を漢方薬といい、日本独自の名称である。

日本・中国・韓国の伝統医療の比較

	日本	中国	韓国
伝統医学の呼称	漢方医学	中医学	韓医学
薬の呼称	漢方薬	中薬	韓薬
薬の品目数	149品目 公的医療保険の適用対象	9000品目以上 丸薬や顆粒などの製剤	2000品目以上 保険適応生薬の単味エキス60種類を組み合わせる
市場規模	1200億円 （主に製剤）	1兆4000億円 （主に製剤）	2100億円 （韓医サービス）
薬の特徴	エキス製剤が多い	生薬を煎じて服用する患者が多い	医療機関で生薬から抽出した煎じ薬のレトルトパック
医師免許	西洋医のみ	西洋医と中医師は別	西洋医と韓医師は別

（『農業経営者』2012年8月号21頁より一部改変）

　漢方医学は、中国で発達し、5〜6世紀頃日本に渡来した後、江戸時代に独自の発展をとげた日本の伝統医学です。特に、新しくオランダから導入された西洋医学を「蘭方」と呼んだのに対し、中国から取り入れ発展させてきた従来の医学を「漢方」と称しました。

　漢方医学で使用される薬物が「漢方薬」で、自然界の植物、動物、鉱物など複数の生薬を組み合わせて作られ、一つの薬（処方・漢方方剤）に多くの有効成分を含みます。西洋薬が特定の症状をピンポイントで改善するのに対し、漢方薬は個人の体質や病態に合わせて処方され、人が本来持っている自然治癒力を高めます。

　一方で、中国を祖としながら独自に発達をとげた日本、中国、韓国の伝統医療は、考え方や市場の現況も大きく異なっています。伝統医学や薬物の呼称はもちろんのこと、市場規模や薬の品目数、製剤化の特徴などを比較し、表にまとめました。

　中国や韓国では、病気の原因やメカニズムなどの理論が重視されているのに対し、日本では、理論を簡略化し、症状と対処を直接結びつけてパターン化しました。また、漢方医学が一時衰退し復活した後、日本では西洋医学をベースにした医師免許を取った上で漢方医学を学ぶのに対し、中国や韓国では西洋医学と伝統医学の免許は別々にわかれています。

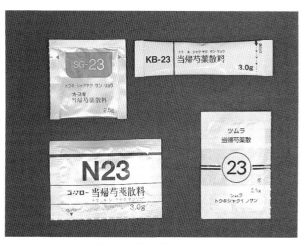

さまざまな形態の漢方エキス製剤

医薬品としての生薬

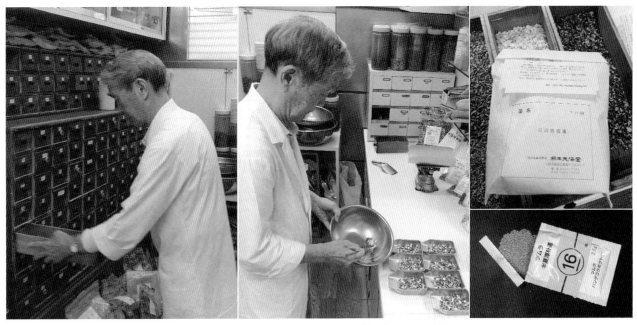

薬剤師による漢方薬の調剤風景　煎じ薬と漢方エキス製剤

　現代の医薬品は、「人又は動物の疾病の診断、治療または予防に使用し、それら身体の構造や機能に影響を及ぼすことを目的とする物」と定義され、すべて日本薬局方（日局方）に収載されます。医薬品には医療用医薬品と一般用医薬品（over the counter：OTC薬）があり、前者は、医師もしくは歯科医師が医療行為を行う際に、自ら使用しまたはこれらの者の処方箋によって供給されることを目的とした医薬品です。後者は、一般の人が医師らの診断なしで自覚症状に基づいて自己の判断で使用することを目的として供給される医薬品です。大衆薬は一般用医薬品の慣用名で、保健衛生や日常的な軽度の疾病に対し、その症状改善や予防などのためにセルフメディケーションの手段として用いられます。医療用医薬品（予防薬を除く）は、原則として薬価基準に収載されれば保険が適応されますが、一般用医薬品は全額自己負担です。

　生薬は江戸時代には「きぐすり」と呼ばれていたそうです。1880（明治13）年、大井玄洞先生が「Pharmakognosie」というドイツ語の訳語として「生薬学」の言葉を当て、「きぐすり」ではなく近代的発音として「しょうやく」としたとされます。かつて有効な医薬品とは、生薬そのものでした。19世紀初頭、ドイツで有機化学が起こり、薬効を発現する成分研究の進歩から生まれた医薬品に対し、従来品と区別するため、生薬のことを「(独) Rohe Drogen」「(英) Crude Drug」としたのです。英語で、「Crude」とは「自然の、粗雑な、生の」などを意味し、一般的に医薬品に求められる精製や洗練された印象と異なるかもしれませんが、元来、医薬品は生薬から始まったのです。

　漢方薬の処方は生薬を原則として2種以上組み合わせた薬で、伝統的には煎じ薬（湯液）として用いることが多いのですが、他に、生薬を直接粉末にした散剤、生薬粉末をハチミツなどで丸く固めた丸剤、また坐剤、軟膏など外用剤もあります。一般に湯液は生薬を常水で熱時浸出した溶液ですが、現在の漢方エキス製剤とは、漢方処方から日局方に準拠して製したエキス剤（湯液を濃縮して製した半固形の軟エキス剤及び固形の乾燥エキス剤）を、顆粒剤・錠剤・カプセル剤などの剤型に製剤化したもので、広く活用されています。それらは、製法基準に規定された方法によって煎出調製した標準湯液との同等性が必要条件となります。医療用漢方製剤の149処方と一般用の294処方が承認されており、直接粉末から製した散剤や丸剤などは後者に属します。

生薬の基原

日局方の生薬総則には、「医薬品各条の生薬は、動植物の薬用とする部分、細胞内容物、分泌物、抽出物又は鉱物である」と定義されています。第十六改正日局方には、現在医薬品として使用される生薬200品目が収載され、市場に流通する生薬は、全形生薬、切断生薬または粉末生薬の三形態に分けて取り扱われています。

生薬は天然物（天産物）であるために、さまざまな品質のものが流通する可能性があります。日局方においては、「生薬の基原は適否の判定基準とする」と明記されています。生薬の適正使用には、生薬の基原が最も重要な要素の一つとなっています。

基原の解明とは、生薬になるもとの薬用植物・動物・鉱物並びにその薬用部位を明らかにすることで、生薬の同定といいます。科学的同定法には、形態学的方法、成分による同定方法、分子生物学的方法を応用した同定法（遺伝子解析法）があります。

一方、漢方生薬の基原は長い歴史の中で変遷を繰り返しており、現在の流通品が必ずしも古来継続して使用されていたかは不明です。日中韓で異なる基原の生薬が使用されている場合も少なくありません。生薬は天然物で、当初、広大な国土を有する中国で開発されてきたため異物同名品が多く存在します。生薬成分や薬効解析など科学的品質評価研究を実行する前に、現行市場品の真偽を明確にする必要があります。そこで、市場に流通している生薬そのものを対象にするのではなく、当該生薬の基原における歴史的変遷を古文献から検証する本草考証学的研究が重要となります。

漢方生薬「人参」は「神農本草経」の上品に収載され、現在では、強壮、強心、健胃、補精、鎮静薬などとして幅広く用いられています。補中益気湯、十全大補湯など多くの漢方処方に配合される代表的な生薬です。その原植物は、第十六改正日局方ではウコギ科のオタネニンジン *Panax ginseng* C.A.Meyer と規定されています。一方、宋代の「証類本草」には、4種の明らかに原植物が異なると判断される人参の附図が描かれています。潞州（ロシュウ）人参の附図は、一般に異論なく *P. ginseng* であると考えられますが、他の3種は植物の外部形態が異なり、歴史的に異物同名品が存在したことは明らかです。

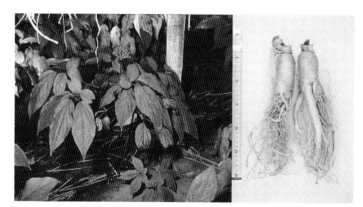

Panax ginseng の地上部と地下部（生）

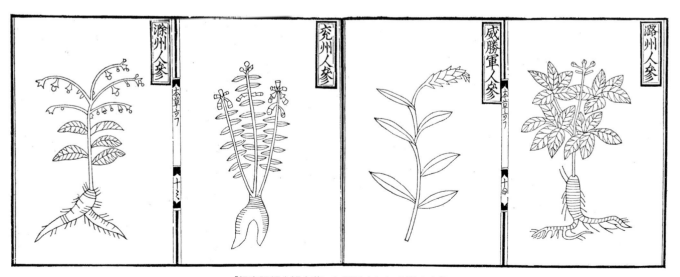

「経史証類大観本草」に図示された4種の人参

医薬品原料生薬の品質評価

　生薬学は、薬学の分野の中で、最も歴史が古い学問領域で、医薬品の品質保証学の基盤となった学問領域です。

　医薬品の必須条件の一つに、再現性のある医療を行うため「常に品質が一定していること：均一性」が挙げられます。生薬は、類似品や贋偽物が多いだけでなく、採集地、採集時期（季節・日時）、動植物の年齢、加工調製法、保存の状態の相違などによって含有成分の組成や総量が変化するのです。類似品や贋偽物との区別には、性状による生薬の鑑定がきわめて重要になります。

　日局方では、まず生薬の性状（鏡検時のものを含む）における特徴的要素や、色、においなど官能検査により、正しい基原種が使用されているかどうか、鑑定を行います。さらに、生薬の選品と鑑別を含む品質管理として「理化学的品質評価」と「経験的鑑別」が実施されます。

　「理化学的品質評価」では、成分の確認、定量や、パターン分析、重金属等の不純物試験等を実施し、公定書に定められた各種規格に適合することで医薬品としての一定の品質を保証します。ただし、生薬は単一成分で構成される化学薬品とは異なり、多成分系のため、グリチルリチン、センノシドといった一成分の含量だけで品質を評価することはできないことに注意が必要です。

　一方、「経験的鑑別」とは、長年の臨床経験で培われてきた五官（五感：色、におい、味、形態、触感［柔軟性など］）による品質評価（鑑別）方法です。生薬の品質管理は両者を組み合わせて行われており、各生薬において、個別に規定されたすべての規格に適合したものが、医薬品として使用できるわけです。

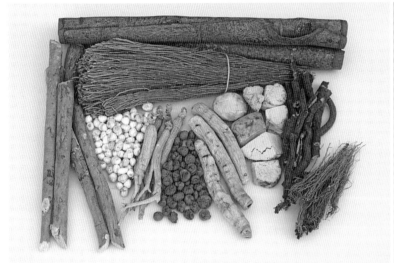 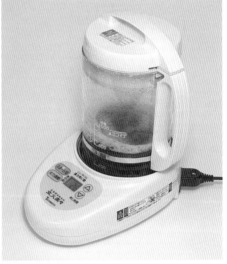

左：医療用漢方薬原料生薬（原型）　右：漢方薬煎じ器

(1) 日本名	(9) 成分の含量規定	(17) 強熱残分、灰分又は酸不溶灰分
(2) 英名	(10) 表示規程	(18) 製剤試験及びその他の特殊試験
(3) ラテン名	(11) 製法	(19) 異性体比
(4) 日本名別名	(12) 性状	(20) 定量法又は成分の含量
(5) 構造式	(13) 確認試験	(21) 貯法
(6) 分子式及び分子量	(14) 示性値	(22) 有効期限
(7) 化学名	(15) 純度試験	(23) その他
(8) 基原	(16) 乾燥減量、強熱減量又は水分	

日局方の医薬品各条の記載順序

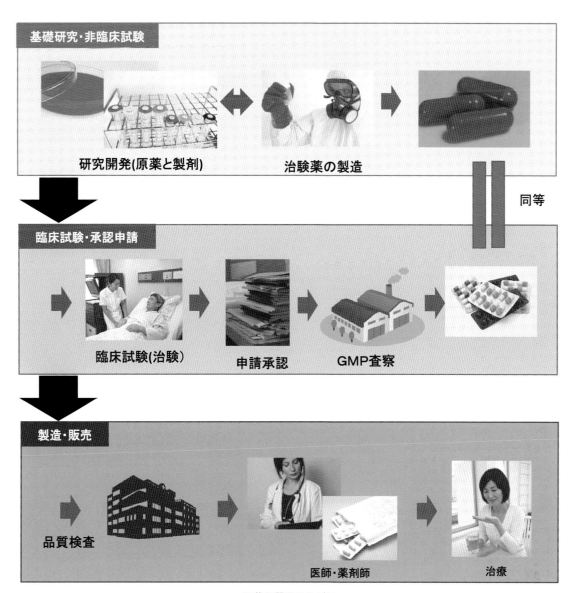

医薬品開発のながれ

医薬品と品質保証

医薬品の有効性・安全性と品質

　医薬品として承認された製品（Products）は、同じ物が長期間製造販売される健康・生命に直結する製品です。医薬品は疾病という非日常の過酷な条件で使用され、患者である最終消費者が品質の良否を判断することが困難な、食品とはまったく異なる特質を持っています。また、薬価収載の医療用医薬品は公定価格です。

　薬学において医薬品の品質とは、医薬品の性能及びその性能に由来する物質としての特性のことです。ここで性能とは、迅速な効果発現や、少ない服用回数、高い治療効果といった有効性と、少ない副作用という安全性を担保するものであり、物質としての特性とは、純度が高く均一な製品であることや良好な崩壊性等を意味します。原則として、医薬品は各種非臨床試験を経た後、最終的には患者を対象とした臨床試験（二重盲検試験など）で評価されます。そして一旦承認されると、日常的な生産・出荷時ごとの臨床試験や動物実験による安全性試験は義務付けられません。

　医薬品の有効性・安全性は臨床試験で評価された治験薬に相当する品質のものが恒常的に医療現場に供給されることが前提となっています。医薬品の物理的、化学的、製剤学的（溶出性など）特性や製造プロセスの妥当性（手順通りに作業が進行したかなど）を出荷時に評価して品質を保証します（p.12、13図「漢方エキス製剤のできるまで」を参照）。

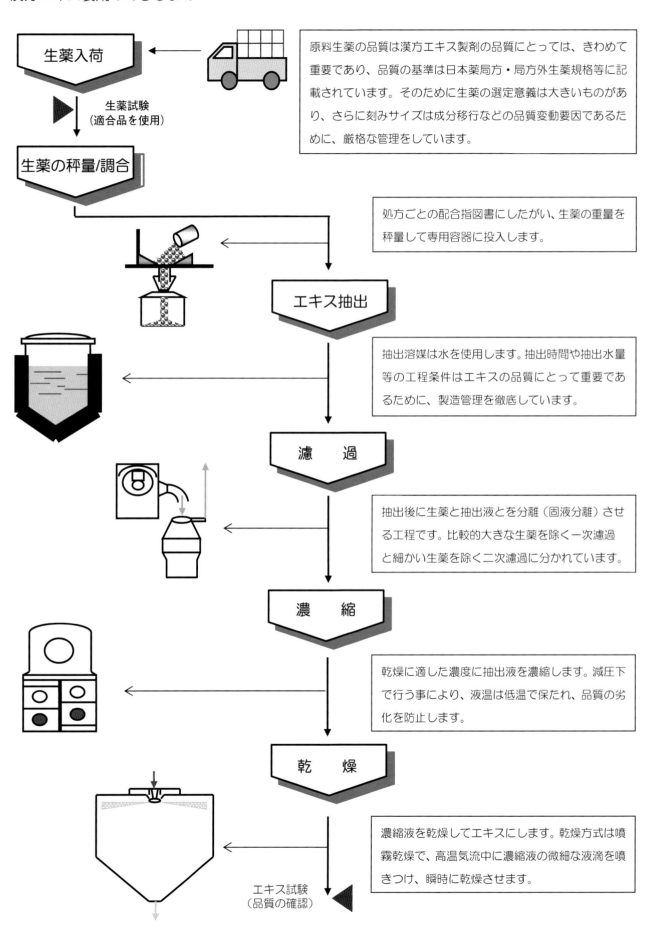

I. 漢方産業を知る

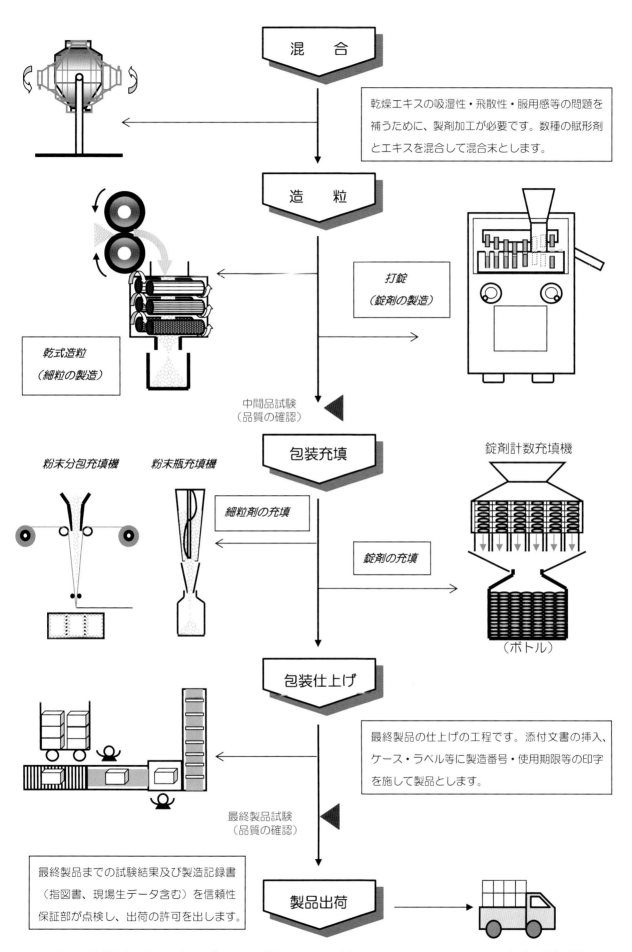

大阪大学総合学術博物館 第3回特別展「21世紀の薬箱 新しい医療文化の形成」展示パネルより 小太郎漢方製薬(株)提供

国内の医薬品市場規模と国内シェア

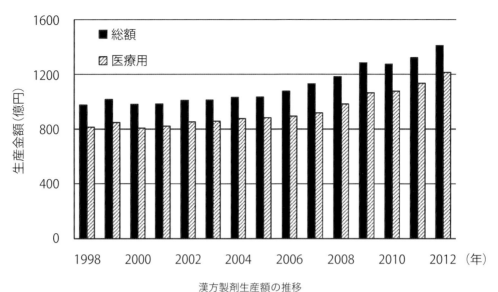

漢方製剤生産額の推移
日本漢方生薬製剤協会「漢方製剤等の生産動態」(平成11〜24年)

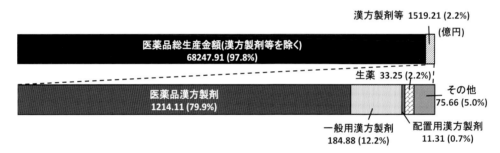

漢方・生薬製剤等の医薬品生産金額
日本漢方生薬製剤協会「漢方製剤等の生産動態」(平成24年)

　厚生労働省が公表している薬事工業生産動向調査は、医薬品、医薬部外品及び医療機器に関する生産の実態などを明らかにすることを目的として調査されているものです。高齢化と健康意識の高まりで、2012年の漢方製剤生産量は1,410億円と10年前から34%増加しており、ここ数年は毎年ほぼ4%以上の伸びがあります。

　一方、医薬品全体の市場規模についてみると、国内の医薬品生産高は、医療用が6.1兆円で、それ以外の一般用医薬品と配置用家庭薬の0.7兆円を合計した6.8兆円に上ります。このうち前述の漢方薬の割合は約2%とわずかで、まだニッチな市場です。

　医療用漢方薬において、国内で製造承認されている企業は現在17社ありますが、株式会社ツムラが80%以上と圧倒的なシェアを占めており、2位のクラシエホールディングス株式会社（クラシエ）(10%)を大きく引き離しています。1985年以降に新たに許可を受けた漢方製剤は少なく、現在149処方です。

　一般用漢方薬は、クラシエ、小林製薬株式会社など4社で50%以上を占めます。2008年以降、毎年30前後の新処方が承認され、現在、249処方あり、医療用にない処方も数多くみられます。一般用漢方薬の剤型は、液剤、散剤、顆粒剤、錠剤、カプセル剤など多様で、生薬の直接粉末から製した散剤や丸剤なども含まれます。

　また、越中富山の「反魂丹」、大和の「陀羅尼助」や「奇効丸」など配置用家庭薬として、明治以前から深く国民生活の中に浸透し、健康維持に貢献してきた生薬製剤も一般用医薬品です。

I. 漢方産業を知る

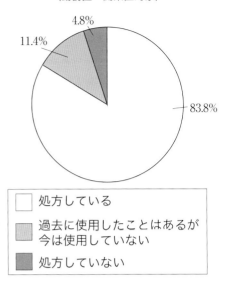

日常診療における漢方の処方率
（勤務医・開業医対象）

- 83.8% 処方している
- 11.4% 過去に使用したことはあるが今は使用していない
- 4.8% 処方していない

漢方を処方するようになった動機	割合
西洋薬のみの治療では限界があるから	62.9%
高齢者などの複数疾患を抱えた患者が増えたから	28.4%
学会などで漢方薬の科学的根拠（エビデンス）が相次いできたから	26.9%
患者から強い要望があったため	20.5%
患者のQOLを高め全人的医療ができるから	20.4%
ガイドラインなどに漢方薬が明記されるようになったから	9.3%
医療経済的に見て薬剤費の節減になるから	3.9%
生活習慣病などの疾病の進展が抑制できるから	3.3%

日経メディカル開発「漢方薬使用実態及び漢方医学教育に関する意識調査 2012」より改変

医療現場における漢方薬の使用実態

　疾病の複雑化や高齢化により、国内外で漢方医学や代替医療に注目が集まっています。少子高齢化に伴う医療費負担の増大や医療サービス供給不足など、医療の課題に対応するには西洋医学に偏った医療では限界があります。東西医学両方の特性を生かし、個々の患者に最も適切な「テーラーメイド医療」を提供しようとする「統合医療」の重要性が認知されてきました。漢方医学は日本独自に確立された統合医療のモデルで、国民皆保険制度の中で漢方薬（漢方製剤・煎剤）を活用できます。特に、患者全体を診断する点や個別性を重視する点など、多くの点で高齢者診療に適した医療でもあります。国内の調査では医師の83.8％が漢方薬を処方していると答え、このうち62.9％が西洋薬のみの治療に限界を感じたことを使用動機として挙げています。2009年、行政刷新会議の事業仕分け作業で、医療用漢方薬を健康保険から除外するとした民主党の提案に対し、日本東洋医学会を含む4医療団体が3週間で92万名の反対署名を集め、漢方保険継続決定を促したことは、改めて漢方薬の普及を印象づけた事象でした。医師・薬剤師教育において、2001年から医学生が最低限履修すべき教育カリキュラムに「和漢薬を概説できる」との項目が加わり、2004年度には医学科を有する全国80大学すべてで漢方医学教育が行われるようになりました。同様に2002年、薬学教育モデル・コアカリキュラムに「現代医療の中の生薬・漢方薬」が加わっています。また、2009年には大学病院の90％で漢方外来が設置されたほか、総合病院等でも設置が進んでいます。

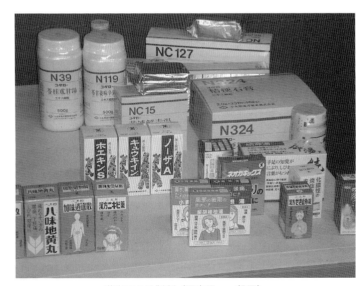

漢方エキス製剤（医療用・一般用）

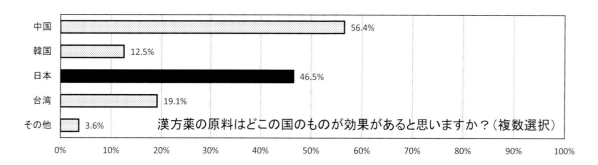

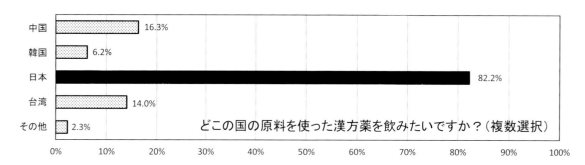

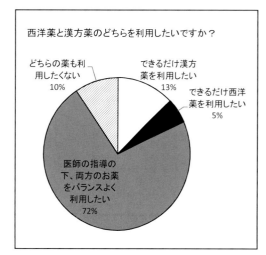

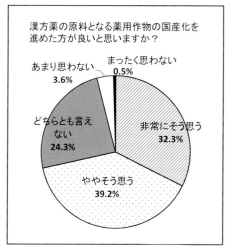

薬用作物に関するアンケート調査（消費者3,160名）結果の一部

全国消費者のニーズ

農業・食品産業技術総合研究機構（農研機構）は2014年7月にまとめた薬用作物に関するアンケート調査（有効回答、消費者3,160名、農業生産者500名）結果を公表しました。この調査は薬用作物の国産化を目指す全国甘草栽培協議会と農研機構九州沖縄農業研究センターの共同事業です。

消費者に「漢方薬の原料はどこの国・地域の物が効果があると思うか」を聞いたところ、中国が最も多く56％、次いで日本が47％、台湾19％、韓国13％となっています。また、「どこの国・地域の原料を使った漢方薬が飲みたいか」には日本が82％と圧倒的に高く、中国の16％に大きく差がついています。「自給率を向上するために、薬用作物の国産化を進めた方がよいと思うか」の問いには、「ややそう思う」と「非常にそう思う」が70％以上で、国産化を肯定的にとらえています。本調査より、国産薬用作物にニーズがあることが明確となり、生薬国産化は今後、農業を成長産業にするために、そして日本の医療に貢献するために必要であると確信しています。

漢方の国際標準化競争

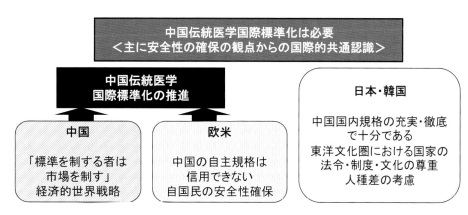

ISOにおける関係国の審議課題と方針

　現在、生薬製剤市場を巡る国際的動向は急激で、中国・台湾・韓国は国策として伝統医学の海外進出を推進しています。

　代替医療は米国を中心に世界的な医療の潮流となりつつあり、FDA（アメリカ食品医薬品局）が初めて製造許可した中薬（中国伝統薬）が、全米で注目されている一方で、漢方医学の国際化に関する我が国の明確な施策はありません。ところが、世界中に流通する中国伝統医学（中医学・Traditional Chinese Medicine: TCM）製品の低品質や不均一性、定義・表示の不適切性により健康障害や貿易障壁が多発して深刻な事態となり、欧米などユーザー各国は、自国民の安全性確保の観点から、中国の自主規格は信用できないので、国際的な共通認識（標準化）を求めたのです。それに対し、国際市場を開拓したい中国が、2008年に自国のTCMを伝統医療の国際標準とするよう申し入れたことに始まります。

　中国の提案を受けて国際標準化機構（International Organization for Standardization:ISO）は中医学の標準化を検討する専門委員会を新設しました。本来ISO設立目的は、世界における標準化及び関連活動の発展の促進であり、これにより物資及びサービスの国際的な取引を容易にすること、知的、科学的、技術的及び経済的活動分野における協力を深めることを目指しています。ところが、国際標準化は決して単純な規定作成ではなく、国益をかけた経済戦争なのです。自国の規格をそのまま国際規格に設定できれば、世界市場における自国の立場を優位にすることができます。

　現在提案されている国際規格案は、ほとんど中国国内の標準等がベースとなっており、中国の経済的世界戦略は明確です。世界市場で優位に中国の医療サービスが標準となると、日本の高い伝統医療技術が活かせなくなるおそれがあります。

　現在審議の対象になっている具体的案件（ワーキン5：WG5）で説明しましょう。WG5はTCMの用語と情報科学の案件です。本提案は500以上の生薬について、中華人民共和国薬典（中国薬典）を基準とし、中国正名、ピンイン名（中国発音）、ラテン名、英名、基原植物／動物／鉱物名称、活性成分、使用部位、採集時期、採集地での基本的処理（修治の一部）が明記されています。日中韓3国の薬局方を比較した場合、ラテン名および基原植物が一致する生薬はわずか30品目程度にすぎません。中国薬典には日本での使用経験のない生薬が大多数を占め、日本に流入する危険を孕んでいます。

　独自に発展した伝統医学のもとで、日中韓の薬局方を統一することは不可能で、漢方医学の存続を否定することに繋がります。名称だけでなく、その他の原材料に関する規格項目が改訂されれば、安全上の実害や製薬メーカーへの影響は計り知れません。原料生薬の規格が変われば、漢方薬の有効性・安全性の根拠が崩壊します。現在、日韓両国は、日局方及び韓国薬局方に基づく記載を、中国薬典に基づく記載と並列で収載するよう要求する対応策を進めていますが、政府が交渉に対応している中国や韓国と違い、日本は学会レベルのみで対応している心細い状況にあります。

輸入生薬の現状・原材料調達の不安

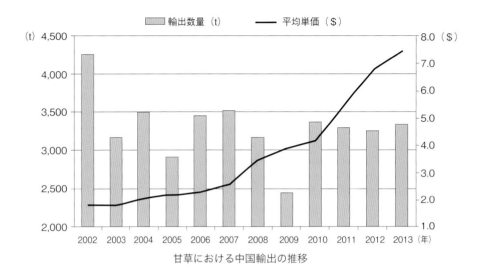

甘草における中国輸出の推移

輸入生薬の現状

　日本は高度経済成長期に伴って農村人口の減少が進み、国産生薬の生産量減少と生産単価が高騰しました。市場では低価格の輸入生薬への依存度が拡大し、輸入先も韓国から中国へと移り、流通生薬は品種、品質とも大きく変化しています。

　日本漢方生薬製剤協会の2008年度調査では日本の医薬品の原料として使用された生薬248品目、年間約2万トンのうち自国で調達できたのはわずか12％です。また、250品目の原料生薬のうち、国産品がある生薬が89品目（36％）あるのですが、生産価格が高く、薬価による保険調剤では使えません。実際には、医薬品原料として使用される生薬数量の83％が中国からの輸入で、生薬供給における中国への依存は深刻です。

　一方、中国では2006〜2007年頃から国内事情に大きな変化が見られ、生薬資源の枯渇が急激に表面化しています。中国人の所得向上は天然薬物への関心を生み、野生品の過剰採集による資源枯渇や砂漠化、国内消費の増大などから、生薬の輸出制限や価格高騰が進行しています。中国国内の需要増大が供給不安を高め、日本における輸入生薬価格の高値は、今後も継続推移することが予想されます。

　特に漢方製剤の70％以上に配合される生薬甘草（マメ科：GLYCYRRHIZAE RADIX）は中国からの輸入に依存してきましたが、中国では資源保護の点から採取規制がとられ、日本の輸入価格は1キロ当たり2002年の2ドル49セントから2011年は6ドル50セント以上まで跳ね上がりました。価格の高騰は輸出先国を変化させ、韓国、スペインなどの取引量を激減させる中、日本のみが野生甘草の在庫量確保のため輸入量を拡大しています。薬用人参の場合、中国市場における需要の伸びによる供給不足が起こり、品質不良品が流通する事態となっています。

　伝統医薬のグローバル化のもと、中国政府が国内の需要を満たすことを最優先とし、中医学の国際標準化という中華思想達成にむけた政策を強化すれば、当然、輸出規制は有効手段となります。それゆえ、日本が品質の担保された生薬資源を安定確保するには、国内での自給率の向上が喫緊の課題とされるのです。

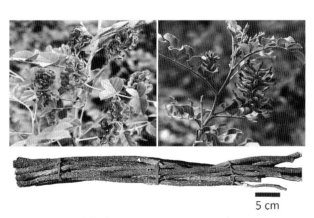

甘草（GLYCYRRHIZAE RADIX）
上左：果実　上右：花

I．漢方産業を知る

	1989年	2011年
柴胡栽培戸数	4,669	408
人参栽培戸数	2,602	24
黄連栽培戸数	1,445	29
当帰栽培戸数	678	347
芍薬栽培戸数	359	118

主な国産生薬生産者数の推移
（日本特殊農産物協会資料による）

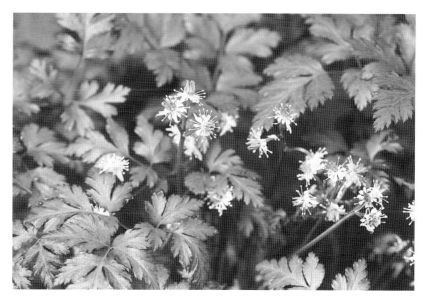

セリバオウレン（因州黄連〜鳥取県智頭町）

国産生薬の現状

生薬の国内生産は、1938年の大阪薬種卸商組合・大阪製薬同業組合から出された和漢薬の「標準卸売価格申合表」を見ると、「漢薬品」として甘草・桂皮・麻黄・唐大黄などの輸入生薬の他に、「和薬品」表示の当帰・芍薬・黄連・カミツレ・茯苓・杏仁・桃仁・薏苡仁など、当時は国内各地で生産されていた生薬が記載されていました。

しかし、日本の農業人口は高度経済成長期に伴って激減し、過疎化・高齢化の農村社会へと変化する中、生薬の流通価格（薬価）は輸入生薬が基準となり、低価格へと推移していきました。主な国産生薬の生産者数や生産量も大きく数を減らしてきました。1989〜2011年の22年間で、黄連や人参生産者は50分の1〜100分の1へと激減したのです。

日本産黄連は、産地により「越前黄連」、「因州黄連」「丹波黄連」の3種に分類することが出来ます。また、栽培法の違いにより畑栽培の「畑黄連」と林間栽培の「山黄連」に区別されます。黄連の成長は1節1年といわれ、根茎が珠を連ねたように長くなるには長い年月が必要です。畑栽培では、5〜6年、林間栽培では10〜15年を要します。日本産黄連は過去に高品質生薬として海外へ輸出されていましたが、中国産の安価な黄連の影響で価格が暴落し、生産量は減少し続け、2007（平成19）年には1,000kgまで落ち込みました。

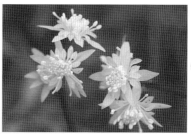 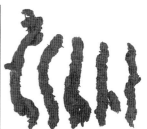

左：セリバオウレンの花、右：丹波黄連

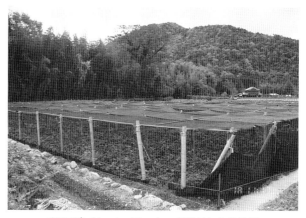

寒冷紗*（カンレイシャ）で日除けした黄連畑
*遮光・保温・防霜・防虫などを目的とする粗く織られた布

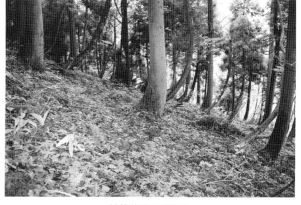

越前黄連の栽培地

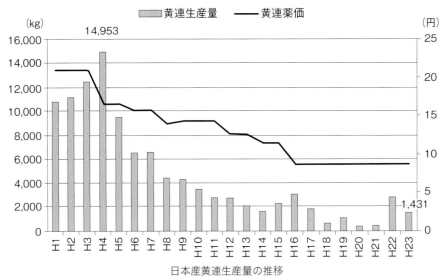

日本産黄連生産量の推移
グラフ：左縦軸は生産量（kg）、右縦軸は薬価で1g当りの価格（円）で表示.

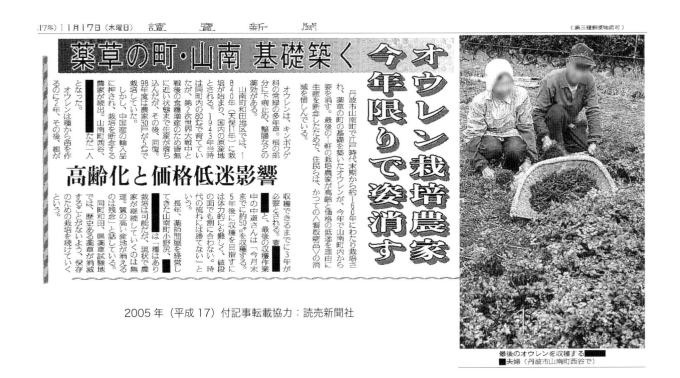

2005年（平成17）付記事転載協力：読売新聞社

　黄連の輸入数量は中国貿易統計で、約50,000kgに上ります。一方、黄連の国内生産価格は、kg当り約10,000円で、薬価（内税）88.7円/g（約8,870円/kg）に比べ、高価となり、採算が合わず、生産の継続が困難です。江戸時代後期から栽培されてきた畑黄連の一大産地であった「丹波黄連」は、輸入黄連に価格面で押され、平成17年に栽培農家が姿を消すことになりました。現在は因州（鳥取）、越前（福井）の山黄連が細々と生産されている現状です。

　医薬品原料として国産生薬を購入する場合の基本的条件は、第1に価格が妥当であること、すなわち輸入生薬との価格差を20％前後に設定できるようにしなければなりません。第2は、品質が安定していることです。常に高品質である必要はなく、品質が安定した均一性が重要で、生産マニュアルや栽培指導の充実が求められます。第3は供給量が安定していることです。実需者にとって、まとまった単位の購入量が必要となります。生産者には高い収穫量と栽培の容易性が課題です。

機能性素材としての薬用植物・作物

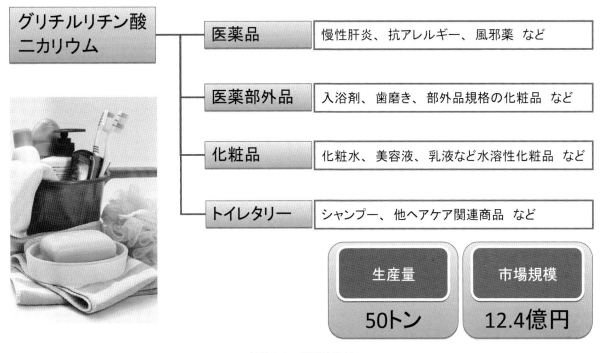

甘草由来の機能性素材
(富士経済：最先端ヘルスケア機能性素材市場・技術の現状と将来性2013)

　農林水産省で進める攻めの農政において、薬用作物の生産振興は重要な課題として位置づけられています。これまでも薬用作物は漢方薬の原料や入浴剤、歯磨き粉、シャンプー、ハンドクリームなどの「薬用」製品原料として活用されてきました。ヘルスケア関連製品並びに原料の推定市場価格は、医薬品・化粧品とトイレタリーの主要3分野の推定規模はそれぞれ10.1兆円、5,500億円ですが、そのうち化粧品とトイレタリーの合計規模は、医薬品の半分近くの3.1兆円と2,000億円になります。しかし、これらの原料となる生薬の自給率は12%ときわめて低い状況に変わりありません。生薬原料の大半が中国からの輸入であるため、近年の需要増加を受けて、価格が高騰し、医薬品の漢方薬原料同様に生薬によっては入手困難な状況に陥っています。

　一方、薬用作物の国内生産は、センキュウやサフランなど高品質な国産生薬が生産されています。センキュウは近年、栽培面積が増加しており、北海道を中心に機械化への取り組みが進行しています。センキュウは、北海道の広大な畑地を活用し、大型機械による効率的な栽培体系が構築されており、薬用作物の経済栽培の成功例と言えるでしょう。播種・防除・収穫・乾燥調整などの一連の作業がマニュアル化され、生産者間で共有されています。また、生薬としての需要量の多い甘草は、国産化にむけた栽培プロジェクトや植物工場などの挑戦的な取り組みがあります。

　甘草は漢方処方や漢方エキス製剤原料に使用される他、調味料（ソース・しょうゆ）などの食品原料となります。また、含有成分グリチルリチン酸は甘味及び抗炎症作用を有することから、機能性素材として用いられています。医薬品だけでなく、化粧品やシャンプーなどトイレタリーでの広範囲な活用（上図）が期待できることから、新しい6次産業化のテーマとして薬用作物の栽培に注目が集まっていることも事実です。薬用だけでは無く、食品や化粧品などの分野で活用する事で、薬用作物の可能性は大きく広がります。たとえば、甘草を活用した製品として、ヨーロッパのスーパーに多く並んでいるドロップ（キャンディーの一種）などは、欧米人には欠かせない食品です。また各種ハーブティーなどでも活用されており、食品用途における市場の拡大も期待できます。

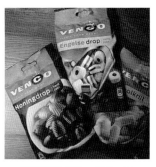

甘草利用食品・ドロップ
（オランダ製）

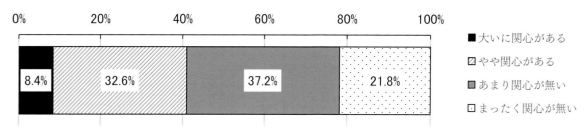

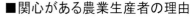

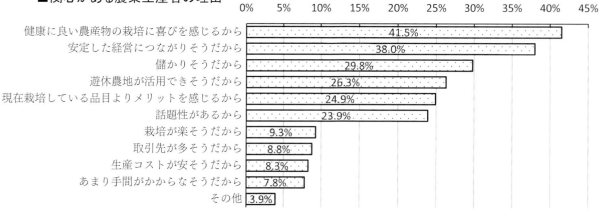

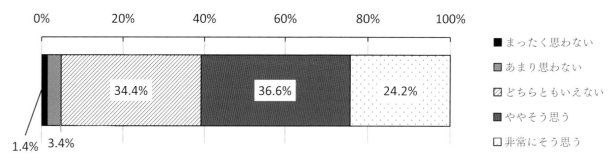

薬用作物に関するアンケート調査（全国生産者500名）結果の一部

農業生産者のニーズ

　薬用作物の生産振興をすすめるには、国内の農業生産者がどのような認識を持っているかを把握するとともに、課題を明らかにすることが必要です。そこで株式会社楽天リサーチの農業者モニターに対し、インターネット調査を実施しました。主な調査項目は、経営概況、6次産業化の状況、薬用作物に関する認知及び関心、機能性農作物に関する認知及び関心、甘草に関する知識及び生産に関する関心、生産に必要な情報などです。調査は平成26年2月に実施し、500名の回答を得ました。

　調査結果から、薬用作物に対する関心の高さが明ら

かとなりました。全体の中で薬用作物の栽培に関心を示す生産者は41.0％に上りました。薬用作物栽培に取り組みたい理由としては、「健康に良い農作物の栽培に喜びを感じるから（41.5％）」「安定した経営に繋がりそうだから（38.0％）」「儲かりそうだから（29.8％）」「遊休農地が活用できそうだから（26.3％）」といった意見が大半でした。一方で、生薬自給率向上を意識する生産者は60.8％に上り、多くの農業生産者は薬用作物の国産化を進める必要性を感じている結果となっています。

II．温故知新
：江戸・享保期の薬草政策と森野旧薬園

髙橋京子・松永和浩

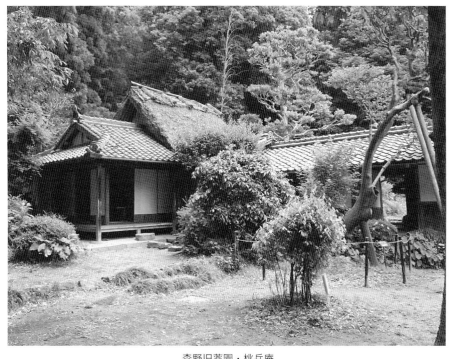

森野旧薬園・桃岳庵

江戸享保改革期の薬種国産化政策

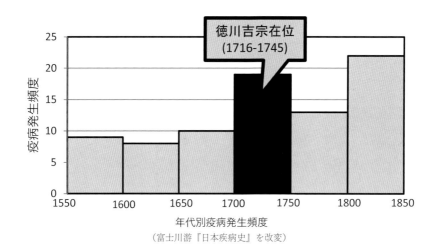
年代別疫病発生頻度
（富士川游『日本疾病史』を改変）

　江戸中期、医療に必要な薬物の大部分は中国大陸産に依存しており、その需要は都市部を中心に増加していました。薬物の入手に莫大な費用を要したことが幕府経済の逼迫の一要因となります。

　18世紀前半、将軍徳川吉宗のもとで展開された享保改革は、元禄時代以来の窮乏した幕府財政を再建するため、倹約の徹底及び新田の積極的開発や徴租法の改革により年貢収入の増大を図った改革として知られています。同時に吉宗は、薬種国産化に尽力します。幕府天領内の薬用資源調査や開発が計画され、「採薬使」が発足しました。政策の目的は、
　①朝鮮人参の国内栽培の実現
　②国内薬用資源を探査・採薬し、輸入薬種に劣らぬ
　　国産薬種を開発すること
です。それにより高価な外国産薬種の輸入による金銀銅の海外流出を防止し、人参に代表される高品質の薬種を国内で供給できます。

　また、当時は近世史上における一大疫病流行期で、飢饉が重なり死者は数十万人に上りました。図は富士川游『日本疾病史』から日本における疫病流行頻度を50年毎にまとめたものをグラフ化したものです。1701〜1750年の元禄から享保改革期に疫病発生の一つのピークが認められます。その詳細を表に示しますが、流行性感冒、麻疹、痘瘡などの流行が頻繁に発生し、五代将軍徳川綱吉や東山上皇など身分の上下にかかわらず、多くの犠牲者がでました。こうした疫病に対し、外来の薬は高価で、一般庶民のほとんどは入手困難でした。それ故、全国的規模で一般庶民にむけた薬の下付や処方・対処方法の普及を実現して社会衛生、公共医療のニーズを満たすには、幕府の強力な指導の下で薬草政策を成功させなければならなかったのです。

江戸期の主な疾病発生状況

元号	西暦	流行疾病
貞享元	1684	三日疫病流行
元禄4	1691	麻疹流行
元禄6	1693	時疫流行
元禄12	1699	古呂利流行
元禄15	1702	疱瘡流行
宝永4	1707	流行性感冒
宝永5	1708	麻疹・痘瘡・赤痢流行
宝永6	1709	痘瘡流行
正徳元	1711	疱瘡流行
正徳2	1712	疱瘡流行
正徳4	1714	疫病流行
享保元	1716	熱病流行
享保5	1720	疱瘡流行
享保8	1723	痘瘡流行
享保15	1730	麻疹・疫病流行
享保17	1732	疫病流行
享保18	1733	疫病流行
享保19	1734	疫病流行
享保20	1735	疫病流行
延享元	1744	疫病流行
延享3	1764	痘瘡流行
延享4	1767	風邪流行

富士川游『日本疾病史』を改変

本草学の発展〜実践的本草学者の登用

薬草政策を推進した本草学者の中心的人物として、丹羽正伯貞機（1691-1756）、野呂元丈実夫（1694-1761）、阿部友之進照任（1650 ？-1753）、植村左平次政勝（1690-1777）の 4 名が挙げられます。

丹羽正伯貞機は紀州藩主とかかわりを持ち、代々医業を営む家柄で、京に出て医学を学び、稲生若水宣義（1655-1715）に師事し本草学を修めています。幕府に登用された後は、薬草見分や薬草栽培地を預かり、オランダ船で運ばれた椰子樹苗の試植を行っています。痘瘡治療薬の製造や疫病処方の開発などに尽力し、晩年「佐渡採薬記」を著しました。

野呂元丈実夫は紀州藩領伊勢国多気郡の出身で、貞機と共に稲生宣義のもとで学問を修め、優れた研究者として知られていました。物産学に精通しており、「動物図説」や「阿蘭陀本草和解」を著しています。

阿部友之進照任は、盛岡大清水出身とされますが、船の難破で中国に流され中国で本草学を学んだ人物です。幕府の人材登用に応じ、薬物について論じた上書を提出し、人参、甘藷、木綿樹、黄芩などの薬草栽培の有益性を論じています。

植村左平次政勝は紀州藩領伊勢国飯高郡の農民で、当時紀州藩主であった吉宗により御庭方御用に登用され、その後吉宗の将軍就任に伴い幕臣となりますが、享保改革の全時期をとおして薬草見分・薬園管理・隠密御用の活動に従事しました。小石川御薬園につづき開設された駒場御薬園の管理を任され、見分により採集した薬草木の栽培や育種・育苗に努めました。

彼らはいずれも吉宗と同じ紀州藩出身者で、身分が低いにもかかわらず、政権の中枢に近いところに位置し、薬草政策に深くかかわりました。医薬・物産に関する豊富な知識をもち、さまざまな諮問に応じ、対応策を提案し、多くの書物を著した薬草政策のブレーン的存在です。従来の読書人的・儒教的教養主義を特徴とした本草学者と異なり、彼らは実践的・技術者的性格を有する新しいタイプの本草学者です。本草はこれまでの読書的教養や抽象的知識としてではなく、実利性を持った真偽、良否の鑑定のための知識・技能、そして植栽と生産技術を学び知るために、広く読まれるようになり、吉宗の享保期に至って、博物学や物産学としての特徴を明確にしたと考えられています。つまり、薬園による外国産種苗の育成や輸入医薬品原料の代替となる国内有用植物の探索を奨励した結果、和種と唐（漢）薬種輸入品との比較鑑別の必要性が生まれ、博物学が発展したわけです。

幕府採薬使による薬草見分

薬草見分は 1720 〜 1753 年までの 34 年間、ほぼ毎年実施されました。当初 10 年間は津軽・蝦夷地〜長崎に至る広く全国で、幕領・私領・寺社領の違いを超えて行われたもので、1731 年以降はほぼ植村左平次のみで実施され、関東地方が中心でした。薬草見分は、幕府見分者と諸藩の医師、各地の農民との間で、薬草の知識や技術交換が行われたことが、残された史料で確認できます。また、各地で同行する薬草見習などを薬草功労者として育成し、知識や技術の地方普及が進められ、国家的・公共的政策であったことが示唆されます。

植村左平次採薬行

植村左平次の採薬行記録について吉田弘の報告から表にまとめました。左平次の採薬御用は駒場御薬園開設前も含め、100 回を超えます。採薬行は国単位や地域が限られているもの、御薬園などの見分、隠密御用と多様です。人参（朝鮮人参）や茜見分など御用が特定されている場合もあります。御薬園などの見分は、左平次が薬草木採取、植付栽培、種㮹分け、製薬並びにそれらの普及活動に尽力していたことと関連性が認められ、駿府御薬園の進上薬草見分御用などの記録からも推察できます。

また、1739（元文 4）年野州日光での薬草植場見分御用や 1745（延享 2）年武蔵野での砂糖植場見分御用では、栽培適地である村落に命じ、農地に作付けした薬用作物の生育状態を見分したと考えられ、地域殖産化対策の様子がうかがえます。

植村左平次採薬行

No.	年号	出立日	帰府日	場所	御用
1	享保五 (1720)	五月十五日	六月十八日	野州日光	人参見分
2	〃	八月廿日	九月九日	野州日光	人参見分
3	享保六 (1721)	三月十六日	五月廿六日	山城・近江・美濃・飛騨・信濃・若狭・丹波・丹後・但馬	薬草
4	〃	七月六日	七月十日	陸奥・出羽・常陸	薬草
5	享保七 (1722)	八月廿九日	十月朔日	武蔵・相模・駿河・甲斐	薬草
6	享保八 (1723)	五月十日	七月晦日	下総・常陸・安房・相模・伊豆・甲斐	薬草
7	〃	十月十六日	十月廿六日	甲斐	薬草
8	享保九 (1724)	六月十七日	七月十四日	甲斐	薬草・隠密
9	〃	十月九日	十月十二日	武州近在	―
10	〃	十月廿五日	十月晦日	武州近在	薬草・隠密
11	〃	十一月九日	十一月十二日	武州近在	薬草・隠密
12	享保十 (1725)	六月十五日	七月二日	野州日光	人参検分
13	〃	九月廿三日	九月廿六日	武州近在	薬草・隠密
14	享保十一 (1726)	二月廿七日	三月十七日	伊豆・駿河	薬草
15	〃	四月廿六日	七月十三日	伊賀・伊勢・大和・紀伊	薬草
16	享保十二 (1727)	二月十五日	二月廿四日	相州箱根	薬草
17	〃	三月十五日	八月四日	伊賀・伊勢・紀伊・大和	薬草
18	〃	八月廿九日	九月十四日	武州秩父郡・多摩郡	薬草
19	享保十三 (1728)	三月十五日	九月廿八日	淡路・阿波・讃岐・伊予・土佐 / 往返道筋 (和泉・摂津)/ 京都鷹峯御薬園・熊野山中・駿府御薬園	薬草 / 往返道筋見分 / 薬草等見分
20	享保十四 (1729)	三月十八日	八月十五日	山城・大和・河内・伊賀・伊勢・紀伊	薬草
21	〃	九月十六日	九月廿三日	武州児玉郡	薬草
22	享保十五 (1730)	三月廿六日	四月四日	武州近在	薬草
23	〃	五月廿二日	八月廿八日	武蔵・上野・下野・信濃・甲斐・駿河	薬草
24	享保十六 (1731)	四月五日	七月十五日	尾張・美濃・飛騨・信濃・越中・越後	薬草
25	〃	八月廿一日	九月十一日	武州近在	薬草
26	享保十七 (1732)	四月十日	六月廿九日	伊勢・美濃・若狭・越前・紀伊	薬草
27	〃	七月廿六日	八月十五日	武州近在	薬草
28	享保十八 (1733)	八月十三日	九月十日	武州近在	茜
29	〃	十二月十二日	十二月廿日	野州日光	人参
30	享保十九 (1734)	四月十三日	六月廿日	大和・伊賀・伊勢・志摩・遠江	薬草
31	〃	七月十日	七月十四日	武州近在	薬草
32	〃	七月十七日	七月廿日	下総葛西辺小金筋	薬草・隠密
33	〃	八月十七日	九月十三日	武州近在	茜
34	享保弐拾 (1735)	閏三月十四日	六月三日	大和・伊勢・志摩・三川・伊予 / 駿府御薬園	薬草・隠密 / 薬草見分
35	〃	八月七日	九月十五日	武州・野州	薬草
36	〃	九月十九日	九月廿一日	武州近在	薬草
37	享保廿一 (1736)	二月十六日	四月十一日	野州日光山 / 高原山・越後陸奥境山等	放鳥見分 / 山見分
38	〃	五月廿一日	五月廿四日	武州近在	薬草
39	〃	六月七日	六月十三日	武州近在	ヒサカキ
40	〃	七月十七日	七月廿九日	武州近在	ヒサカキ
41	〃	八月十一日	十月五日	武州近在	茜
42	〃	十月六日	十一月五日	野州日光山	カタクリ
43	〃	十一月七日	十一月廿三日	野州日光山 / 武州小児郡河内村	大竹御買上 / 人参見分
44	元文二 (1737)	二月廿三日	三月十五日	駿府御薬園 / 伊豆国初島	進上薬草見分 / 放鳥見分
45	〃	四月二日	四月十八日	武州近在	ヒサカキ
46	〃	七月十一日	八月七日	武州河内村・野州日光 /(野州) 結城郡吉田村	人参 / 埋金場所見分
47	〃	八月廿六日	九月十四日	武州近在	茜
48	〃	十月八日	十一月七日	武州近在・相州鎌倉郡辺 / 武州多摩郡宮下村	ヒサカキ・茜 / 相生松見分
49	元文三 (1738)	二月廿八日	三月十一日	武州多摩郡宮下村、相生村	見分・ヒサカキ
50	〃	三月十五日	三月十九日	武州近在	ヒサカキ

II．温故知新：江戸・享保期の薬草政策と森野旧薬園

No.	年号	出立日	帰府日	場所	御用
51	〃	六月九日	六月廿八日	武州河内村 / 野州日光	人参見分 / 人参
52	〃	八月三日	八月廿三日	武州近在	茜
53	〃	九月十四日	十一月三日	駿府久能御薬園	薬園御取払
54	〃	十一月十八日	十一月廿三日	武州足立郡芝村	三俣竹御植付
55	元文四 (1739)	三月十一日	三月十八日	武州児玉郡小平村春貞寺	五色梅見分・薬草
56	〃	五月廿七日	六月晦日	相州大山・丹沢山	山見分 / 薬草見分
57	〃	八月十八日	九月十八日	上州赤城山 / 野州日光	山見分 / 薬草植場見分
58	元文五 (1740)	四月十五日	五月十四日	相模・駿河	薬草
59	〃	五月十五日	五月廿五日	武州近在	薬草
60	〃	六月七日	六月十七日	武州近在	薬草
61	〃	閏七月十日	八月十七日	武州近在	茜
62	〃	八月十八日	九月二日	野州日光	人参・隠密
63	〃	十月四日	十月十二日	武州河内村	人参・隠密
64	元文六 (1741)	二月廿七日	三月朔日	武州近在	薬草・隠密
65	〃	三月七日	三月十一日	武州近在	薬草・隠密
66	〃	三月十八日	三月廿七日	相州箱根	放鳥見分
67	〃	五月廿二日	六月七日	野州日光	人参
68	〃	八月十八日	九月八日	野州日光・武州河内村	人参
69	〃	九月十四日	九月十七日	武州近在	ヒサカキ
70	寛保二 (1742)	三月九日	三月十五日	武州近在	薬草
71	〃	四月廿五日	六月十六日	野州那須山 / 奥州会津郡	山見分 / 薬草・隠密
72	〃	八月十日	八月晦日	武州近在	薬草
73	〃	九月朔日	九月廿日	武蔵・下総・常陸・上野・下野	隠密
74	〃	九月廿二日	十月十六日	武州近在	薬草
75	寛保三 (1743)	四月廿九日	六月廿七日	伊勢・近江・美濃	薬草
76	〃	八月廿日	九月十一日	武州近在	薬草
77	延享元 (1744)	三月十二日	三月十九日	武州近在	薬草
78	〃	四月四日	四月五日	武州近在	薬草
79	〃	四月六日	四月十八日	野州日光	人参
80	〃	四月廿六日	四月晦日	武州近在	薬草
81	〃	七月廿七日	八月七日	野州日光	人参
82	〃	八月九日	八月廿三日	駿府御薬園	御薬園
83	〃	九月六日	十月十五日	武州近在	薬草
84	延享二 (1745)	四月廿三日	五月八日	武州近在	薬草
85	〃	五月十日	五月十九日	野州日光	人参
86	〃	八月六日	八月廿日	駿府御薬園	御薬園
87	〃	八月廿三日	九月四日	野州日光	人参
88	〃	九月廿三日	九月廿八日	武蔵野	砂糖植場見分
89	延享三 (1746)	三月十一日	四月三日	武州近在	薬草
90	〃	五月廿八日	六月八日	野州日光	人参
91	〃	八月十四日	九月廿二日	武州近在・相州鎌倉郡辺	茜
92	延享四 (1747)	四月十三日	四月廿六日	野州日光	薬草
93	〃	五月十日	五月廿四日	駿府御薬園	御薬園
94	〃	六月十九日	七月四日	野州日光	薬草
95	延享五 (1748)	四月十四日	五月二日	駿府御薬園	御薬園
96	〃	五月廿五日	六月九日	野州日光	薬草
97	〃	七月廿六日	八月八日	野州日光	薬草
98	寛延二 (1749)	四月十二日	四月廿五日	野州日光	人参
99	〃	五月十一日	五月廿四日	駿府御薬園	御薬園
100	〃	六月廿五日	七月八日	野州日光	人参
101	〃	八月八日	九月朔日	武州近在	ヒサカキ・茜
102	寛延三 (1750)	五月廿三日	四月	野州日光	大御所様
103	宝暦二 (1752)	四月十二日	四月廿三日	野州日光	人参
104	宝暦三 (1753)	八月廿六日	九月六日	野州日光	人参

吉田弘 (2009) 東京家政大学博物館紀要 14, 123-131 を改変

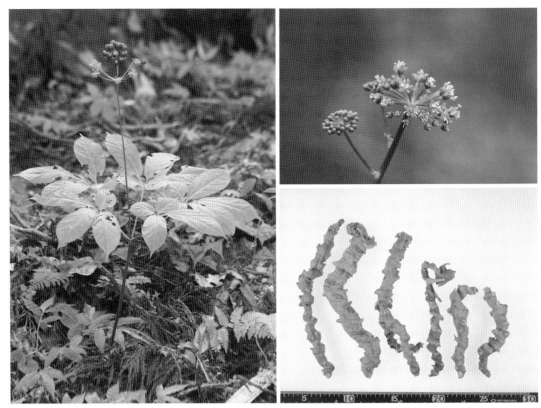

トチバニンジン（竹節人参）左：地上部、右上：花、右下：生薬

大和採薬経路図

　1729（享保14）年の植村左平次採薬の旅は、3月18日に江戸を出立後、伊賀・伊勢・紀伊・大和・山城・河内を約5か月かけて巡っています。この時、薬草見習の一人として大和大宇陀出身の森野初代藤助通貞（号：賽郭、以下賽郭）が採薬行に同行しました。4月4日に室生山から入り、神末村でカタクリの群落を発見しています。5月5日には吉野山に達し、下市村に滞在中、薬園場を吟味しています。大峰山中に入り6月2日には紀州領大沼村、また大股を経由して紀州高野山へ向かい、再び、大和にもどって見分しています。

　左平次の日記や賽郭の御薬草見分所控日記には、人参、玄参、藜蘆、防風、黄連、升麻、威霊仙、細辛、羌活、カタクリなど大和各地で見分・採集した主な生薬の記載が認められます。人参は、在来種のトチバニンジン（竹節人参）と考えられます。5か月にわたる行程の中で、薬草受け取りや仮植えをした薬草を見回ったり、地改めした薬園場普請にたずさわったりしました。

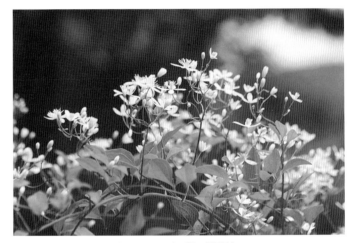

センニンソウ（和威霊仙）

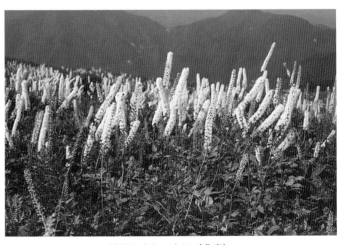

サラシナショウマ（升麻）

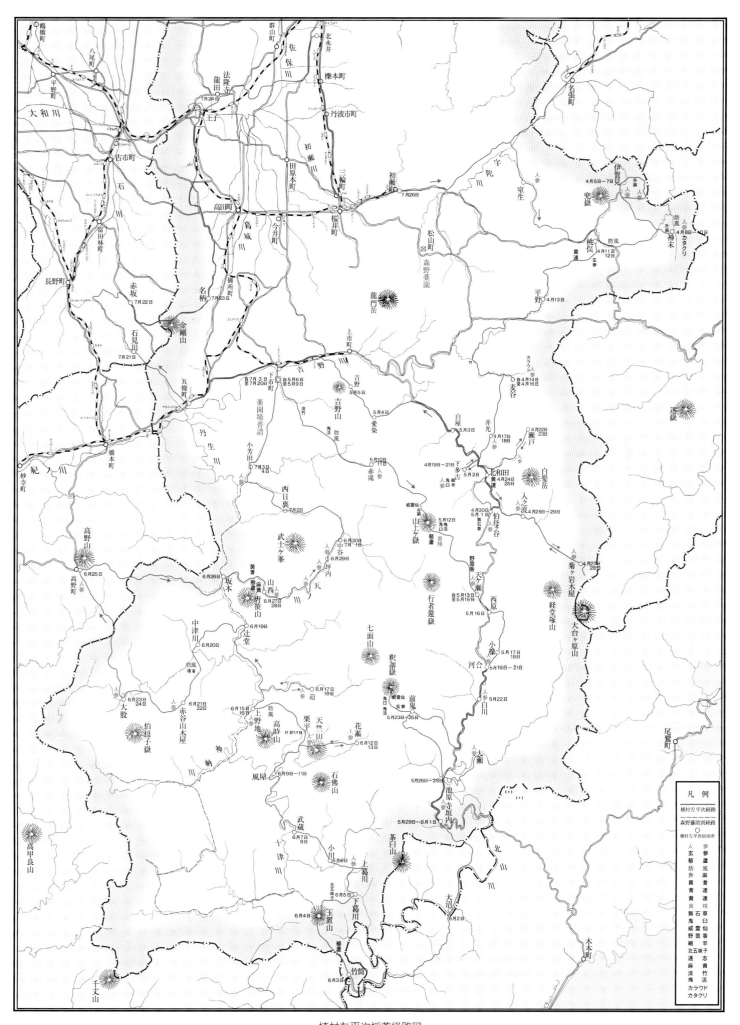

植村左平次採薬経路図

上田三平『日本薬園史の研究』三秀舎（1930）より改変

薬草諸政策の展開～江戸後期における薬種流通システム

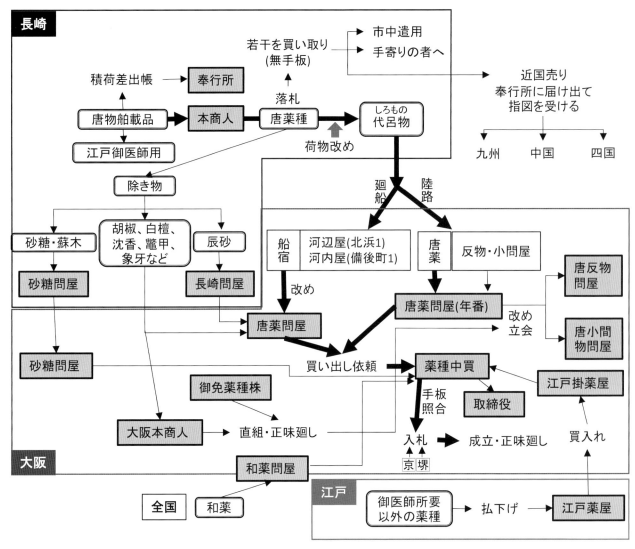

武田二百年史編纂委員会『武田二百年史』武田薬品工業株式会社（1983）を改変

　薬草見分以外に実践された政策は、以下の３項目に分けられます。まず、全国各地の薬園の整備・充実に力がそそがれます。小石川薬園や駒場薬園をはじめ、その他幕府薬園が、浜庭園、久能山、駿府、佐渡、京都、長崎などに開設されました。また幕府保護下の薬園として甲府甘草屋敷、井戸巣鴨、江戸紺屋町、大和国森野、日光が挙げられ、諸藩の薬園も複数開設されました。そして薬園整備に続いて、各地で幕府は朝鮮人参栽培を奨励しています。まず日光で試作を行い、ここで育った苗を諸藩や各地の薬園などに分け与えています。諸藩では幕府の指示・指導のもとに朝鮮人参の栽培が一斉にすすめられました。京都では希望する医師や町人に栽培手引きと共に朝鮮人参の根を下付しています。また、本草学者・田村藍水が幕府の命をうけ、朝鮮人参の栽培をはじめ、大和国の森野家へも人参の種子100粒が下付されるなど、私設や幕府保護下の薬園においても栽培が行われました。

　さらに薬草政策は、栽培・製薬後の薬種流通部門におよびます。1722（享保7）年に、市販の和薬取調べのため、江戸・大阪・堺・京都・駿府5か所の薬種問屋仲間の代表が江戸に集まり、丹羽貞機を中心に和薬の検査方法と基準を設定します。この国家的な薬種の使用基準に対応して、先の5か所に「和薬改会所」が設置され、薬種検査を担当することとなり、問屋―会所体制を軸に流通ルートの確定と流通拡大を目指した諸政策が展開されました。すなわち、見分―栽培―流通―販売の各部門において幕府を中心とした管理体制が整備・確立された時期とされています。

大和・大宇陀「森野旧薬園」の生薬資源

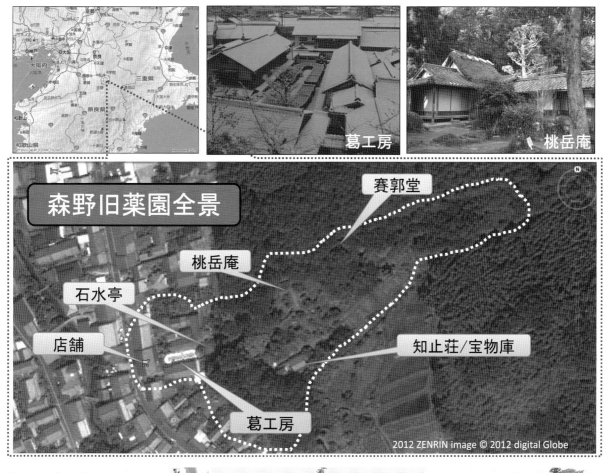

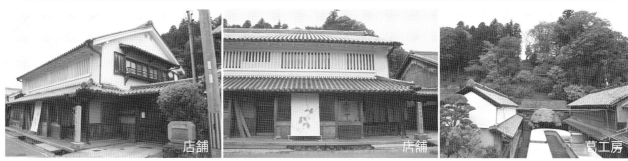

森野旧薬園の現在

　史跡・森野旧薬園（奈良県宇陀市大宇陀、上図）は、現存する日本最古の私設薬園で、1729（享保14）年に森野初代藤助通貞賽郭により創始されました。江戸享保期、8代将軍徳川吉宗が推進した薬種国産化政策は、自国の植物資源から代替種を見出し栽培へとつなげ、高品質な生薬を開発するなど産業化の原動力となる成果が得られた例とされます。賽郭は幕府御薬草御用・植村左平次が実施した多くの採薬調査に協力した功により幕府から貴重な外国産薬用植物（漢種・唐種など）の種苗を下賜され、自宅内薬園で薬種育成や野生種の栽培化に尽力しました。また、中国渡来の薬物知識である本草学の研鑽に努め、その研究は手稿真写「松山本草」に結実します。薬園は数百年の時を経てなお、大和の地に旧態を残しています。

　森野家の祖先は、吉野南朝の遺臣で、享保年間に森野姓を名乗ります。葛晒しに欠かすことができないより良質の水、寒冷な気候を求めて現在の地「大宇陀」に移住し、代々葛粉の製造を生業としています。

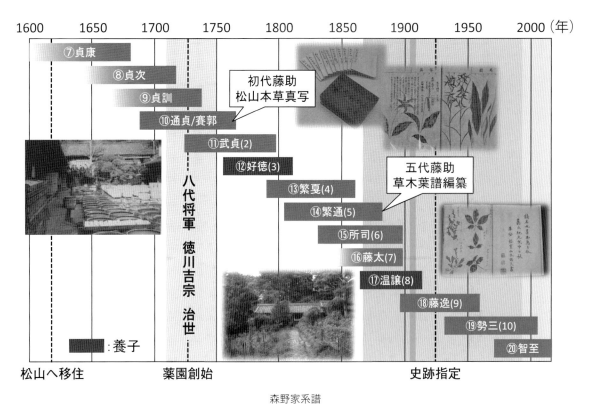

森野家系譜
○囲みの数字は森野家通算での代数を、（　）内の数字は藤助としての代数を示す。

森野家系譜と薬園のあゆみ

　第10代当主、賽郭は薬草を好み独学で研究をしていましたが、8代将軍吉宗の命により植村左平次が採薬調査に訪れた際、御薬草見習として出仕しました。以後数度にわたり左平次に随行して、近畿、北越、美濃、近江など各地で採薬調査を補佐し、幕府下賜植物や国内代替種の育成に尽力しました。江戸出府の機会が増え、本草学や博物学など各方面の専門家との交流を通じ、生薬鑑別や栽培技術の工夫に努めました。晩年、賽郭は薬園内に桃岳庵をつくり、薬園を見守りながら、彩色植物図譜、松山本草（全10巻）を完成させました。

　森野家は賽郭以降、子孫代々藤助を名乗ります（上図）。2代目藤助武貞（号：群芳亭）も、初代の志を継いで家業と薬園の維持・管理に努力しました。著名な本草家、田村元雄とは再三種苗の交換をするなど、親密な交友関係を示す記録が残されています。

　武貞は幕府の薬草御用として薬園で栽培する薬草種類を増やし、生産・加工する薬種は、大阪や京都の薬種商に広く販売しており、森野家は宇陀松山町の薬種屋として知られていました。3代目藤助好徳（号：石水亭）の時代には、家業ますます盛んとなりましたが、家則十二カ条を定め、子々孫々まで父祖の業を伝えるべく研鑽を続けました。繁通（5代目藤助）は、水谷助六、内藤剛甫、西村広林等との交流を通じ、腊葉標本の交換を行い、自然科学の植物分類学的見識で植物を研究し、薬種苗の入手・維持や珍種の栽培に努力しました。繁通は桂叢と号し、賽郭以後に採集した植物の一部を腊葉標本として整理し、草木葉譜2冊を編纂しました。

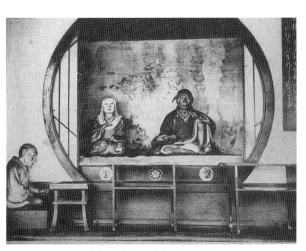

賽郭翁夫妻及び忠僕佐平木像

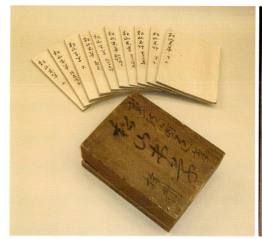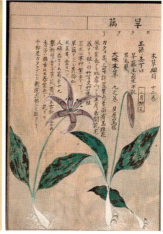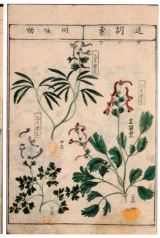
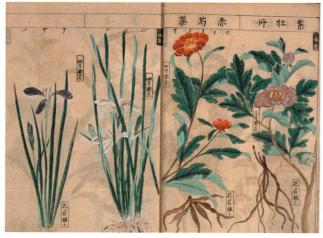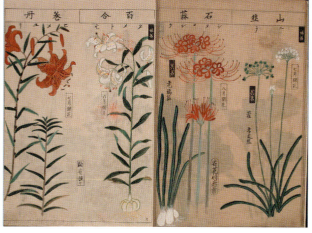

森野藤助賽郭真写「松山本草」
上段（左：全景図　中：草下 24頁　右：同 8頁）、下段（左：山草・湿草・毒草 5・6頁　右：同 9・10頁）

森野藤助賽郭真写「松山本草」

　松山本草は260年間、門外不出の森野家家宝で、その存在は一部の研究者以外にはあまり知られていません。著者は森野家の協力の下、初めて全巻電子化を行い、全容について調査しました。この本草は縦九寸二分（約28cm）、横六寸七分（約20cm）の和装冊子で、草上、草下、蔓草藤、芳草・灌木、山草・湿草・毒草、水草・石草、穀菜、木、鱗虫・禽獣、介の10巻から構成され、植物だけでなく、動物（哺乳類、鳥類、爬虫類、昆虫類、介類）を含む彩色された約1,000種の生物が描かれています。植物全体を精密に描写し、薬用部位が地下部の場合も同様に描かれ、植物名や開花時期が付されていました。また収載植物は、大和本草で薬類項目に分類された植物の80％以上に相当し、薬用植物が重点的に描かれたことが示唆できます。デジタル画像から挿図を再現し、702種の植物を植物分類学的に解読した結果、キク科、セリ科、シソ科植物由来図が20～40％を占めました。さらに、現在も奈良産生薬種として栽培される当帰、川芎、芍薬、地黄は、いずれも「松山本草」に描かれており、大和奈良の気候・風土に順応して盛んに栽培された歴史事象を裏付ける資料と考えられます。

松山本草一覧

	冊子タイトル	描かれた動植物（種）	頁
1	草上	121	59
2	草下	120	61
3	蔓草藤	100	52
4	芳草・灌木	36	19
5	山草・湿草・毒草	82	43
6	水草・石草	59	31
7	穀菜	64	33
8	木	120	61
9	鱗蟲・禽獣	85	48
10	介	216	55
	計	1,003	

幕府による下賜薬用種リスト

年代		享保十四年 1729						享保二十年 1735									元文二年 1737														元文五年 1740
		甘草	東京肉桂	天台烏薬	烏臼木	牡荊樹	山茱萸	破胡紙	防風	貝母	知母	山帰来	延胡索	黄柏	使君子	呉茱萸	秦艽	沙参	百部根	白朮	蒼朮	草果	草豆蔲	黄芩	白芷	藁本	黄耆	王不留行	胡荾子	甘遂	何首烏	附子	枳殻	酸棗仁	朝鮮種人参
松山本草	1750年頃	○	○	○	○	○	○	○	○	○	○	○	○	○	○	○	○	○		○	○			○	○		○	○	○	○	○	○	○	○	○
藤助書状で製法を伝えたもの	明和7(1770)以降	○	○		○			○	○		○		○				○														○				
薬草植方之書付	寛政2(1790)	唐種	唐種	台州			朝鮮	唐種	唐種		唐種		唐種	○		唐種	唐種	唐種	唐種					朝鮮	唐種	唐種	唐種			唐種	唐種		唐種		
草木葉譜	嘉永元(1848)	唐種	東京種・廣南産	○	○	○			○			漢種		和・唐種		○			漢種	○	○						唐種			○		唐種			○
薬品・精巧品目録	1870～1880年頃?		台州				朝鮮	漢種	漢種	漢種		漢種				漢種	漢種	漢種	漢種	漢種					朝鮮	漢種	漢種	漢種	○						漢種	
大和国産薬種書上帳			台州						唐種			唐種						○	○					○	○										○
宇陀郡内産物取調帳	明治12(1879)							○							○				○						○										
奈良県の薬用植物	大正10(1921)								○																										
日本薬園史の研究	昭和5(1930)								○	○		○		○			○	○		○					○						○	○			○
森野旧薬園小誌	昭和5(1930)																															○	○		○
薬局	昭和34(1959)																																		
2010年度調査		○	○	○	○	○		○	○	○	○		○	○				○						○	○		○				○	○			

色のついたセルは、『薬品・精巧品目録』において『当今盛ンニ取扱ノ品』とされたものを示す。

漢薬種育成と生薬栽培の伝統

　生薬の品質は基原植物の同定・鑑別が根幹となります。医療文化資料や本草書に記載された文字で表現された生薬名は、編纂当時の学術水準に基づく呼称、作者の知識や治療を反映したもので、絶対的な指標ではありません。天然産である生薬は、基原生物名・呼称が歴史的変遷や国によって異なり、異物同名品が存在します。生薬の基原が変化した要因は多様ですが、異なる産地間における品質の同等性を明確にするツールとして本草考証は有用で、歴史的事象は多くの示唆に富んでいます。精密な薬用生物図や腊葉標本など実体物の存在は基原生物種の検証を可能にします。

　賽郭が1729-1740年間に幕府から下賜された貴重な外国産の薬草の生薬（種苗）を年代順にまとめ、奈良県薬業史関連文献から生息の有無を時系列的に示しました（上表）。1729年は6種：甘草、東京肉桂、天台烏薬、烏臼木、牡荊樹、山茱萸が、1735年は9種：破胡紙（補骨脂）、防風、貝母、知母、山帰来、延胡索、黄柏、使君子、呉茱萸が下賜されています。この間、植村左平次から苗等の補充で、山茱萸、鬱金、莪朮、肉桂の苗を受けています。1737年には、18種：秦艽、沙参、百部根、白朮、蒼朮、草果、草豆蔲、黄芩、白芷、藁本、黄耆、王不留行、胡荾子、甘遂、何首烏、附子、酸棗仁、枳殻の拝領記載があります。

　また、1740年に拝領した朝鮮人参種100粒に加え、その他100種以上の薬種が目録に記載されていますが、それらが漢薬種か、国内自生種かは不明です。

森野家文書を翻刻する意義

　1729（享保14）年の開設から森野旧薬園を管理してきた森野家には、近世以来の古文書が多数伝来しています。なかには幕府採薬使や本草学者との薬草の栽培に関する知的交流や、薬種流通の実態を示す貴重なものも含まれます。しかし400点を超す森野家文書のうち、翻刻（くずし字を活字化して刊行）されている近世文書は、地元自治体史の『新訂大宇陀町史資料編1』（2001）および『奈良県薬業史資料編』（1988）に掲載されている約25点に過ぎません。

　そのうち「幕府による下賜薬用種リスト」（本書34頁）の典拠となった「年不詳森野藤助栽培唐薬草高覧伺書」は、幕府から拝領した「唐薬草木」の名称が年ごとに記載されたリスト形式の文書です。古文書に不慣れな研究者が歴史資料にアプローチする際の翻刻の重要性がよく示されていると同時に、大部分の未翻刻史料にも未解明の事実や知見が埋蔵されている可能性が示唆されています。そこで一例として、未翻刻史料から幕府の薬草国産化政策の一端を具体的に紹介します。

　次頁の文書は、作成者の署名と年代という基本情報を欠き、文章読解を要する難易度の高いものです。内容は、1777（安永6）年に森野2代目藤助・武貞が飾山という場をカタクリ（下写真）の栽培地として付与されることを、幕府に願い出たものです。飾山が選ばれた理由は、前年に「御林の内、字飾山と申す所へ植え付け候は、生い立て如何やと御尋ねに付き、其の場植え付け置き候ところ、随分生い立ち、宜しく御座候」と、試みに植え付けた結果、順調に生育したためです。ここから森野家が各地で生育実験を重ねながら栽培適地を探していたこと、その実験場は幕府の領地（文中では「御林」）から選ばれていたことが判明するわけです。

　森野家旧薬園の重要性については本章各所から諒解されるはずですが、その歴史や過去の「知」を森野家文書は伝えています。この森野家文書の学術情報をさまざまな研究分野で活用するためには、翻刻の作業は必須です。さらに次頁のように書き下し・語注を加えれば、より利便性が高まるでしょう。森野家文書に限らず、歴史資料を翻刻し、あらゆる研究分野で活用可能な環境を整備することが、歴史学に課せられた今後の使命であると考えます。

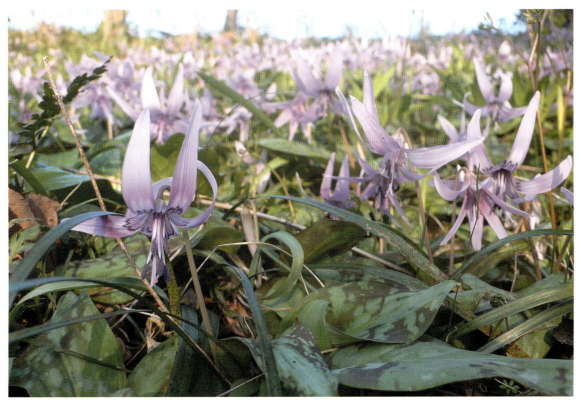

森野旧薬園に生息するカタクリ（*Erythronium japonicum*）の群落

森野家文書の翻刻例

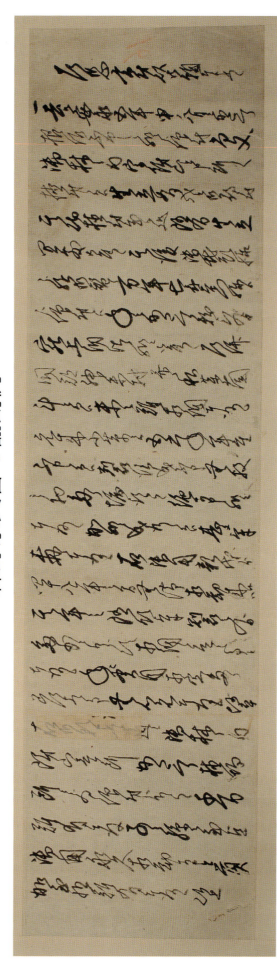

【釈文】

以書付御願奉申上候

一、去ル安永五年申ノ八月ニかたくり根作仰付ケ被下候而ハ生立宜様、同又御林之内字附山と申所へ植付候処随分生立被遊御尋候付、其場植付置候而ハ其後御地頭様被為御替り、万年七郎右衛門様より被仰付候而何仕設と御座候様ニ御尋付候八、年々かたくり粉三〆ツ宛仕納候様ニ調奉存候、年々難相調奉申候、元来小草多ク米多ク堀取候事絶不申候ニ而ハ、五六年ニ重年不申候而ハ製法成不申候事ニ御座候、其之随領気毒ニ奉存候、右御用親子三代四十八ケ年之間無滞相勤申事ニ奉存候、年ニ貫目相定多ク差上候事無心元奉存候、何卒右御願申上候通ニ御林之内附山壱ケ所かたくり植場所ニ被為仰付被下候ハ冥加至極難有奉存候、子々孫々ニ至り候迄

造用永久相勤可申事と冥加至極難有奉存候、以上

【書き下し】

恐れながら書付を以て御願い申し上げ奉り候

一、去る安永五年申の八月にかたくり根作り申す所へ植え付けられ候様に仰せ付けられ候て生立ちいかがと御尋ねに付、御林の内字附山と申す所へ植え付け候ところ、随分生立ち宜しく御座候、其の後御地頭様御替り遊ばされ万年七郎右衛門様より附山壱ケ所つつ上納仕り候、元来小草多くなり御尋ね候様は甚だ気の毒に存じ奉り候、年々相調え兼ね候ては絶え申すべき様に存じ奉り候、右御用に親子三代四十八ケ年の間滞りなく相勤め申し候、年に貫目相定め多く差し上げ候事心元なく存じ奉り候、何卒御願い申し上げ候は附山壱ケ所かたくり植場所に仰せ付けられ候はば冥加至極有難く存じ奉り候、子々孫々に至る迄

御用永久相勤め申すことこれのみに差し上げ候か冥加に成り候年代あり候か万有難き仕合に存じ奉り候、以上

【語注】

かたくり　ユリ科の多年草（Erythronium japonicum）。北海道・本州・九州・四国の山地の樹陰に生える。高さ約二〇センチメートル。春、地下の鱗茎から二葉を出す。葉は長柄をもち、長さ六～九センチメートルの先のがった長卵形で、紫色の斑紋がある。四～五月頃、葉間から花茎を出し、茎頂に下向きに単生、径四～五センチメートル、紅紫色の花を開く。花被は六片で反曲する。鱗茎はでんぷんを含み、片栗粉の原料。若葉は食べられる。車前葉ゆり。山合笹。慈姑は和製漢名で正しくない。
かたご　かたかご　かたかし。

附山　不明。本文からは宇陀郡内と思われる。
領主　幕府領のため、宇陀郡は代官川名の発源地指す。神末村現奈良県宇陀郡御杖村字神末（神末川）。
地頭

森野家が支えた薬草園の役割と環境社会学的意義

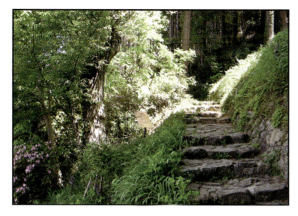
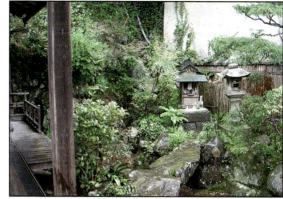
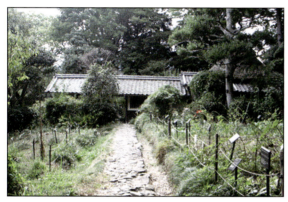
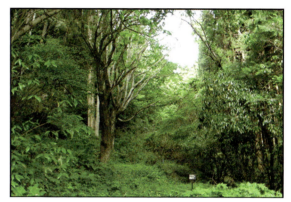

森野旧薬園（土地利用別）左上：草地　左下：圃場　右上：庭園　右下：森林

　旧薬園の役割は時代と共に変遷し、現在、森野家では二次的自然環境（人的活動によって創出や管理・維持されてきた環境）を再現する形式で、その命脈を保ってきたと考えられます。そこで、近世、薬種国産化を可能にした園の自然環境と人為の影響を解析する目的で、年間を通じた植物相調査を実施しました。

　まず、2010～2011年に亘り旧薬園（約11,000㎡）を土地の利用法別に、圃場、草地、森林、庭園の4区分、15の区画に分け、すべての維管束植物の種類と生育域を調査した結果、4つの植生区分から合計128科531種の維管束植物が確認できました。セリ科、シソ科、キク科、ユリ科、ミカン科、マメ科植物が多く特徴的でした。うち環境省または奈良県のレッドデータブック（RDB）に掲載されている種は28種で、自然実生によって繁殖している種はカタクリ（ユリ科）、ノカンゾウ（ユリ科）、ハナノキ（カエデ科）、ヤマユリ（ユリ科）など8種が確認されました。

　4つの植生区分中、草地は主に斜面坂道周辺に位置します。草地では、圃場、庭園と比べ、毎年の種まきが必要な一年草が少なく、圃場、庭園より自然実生での生息率が高い特徴を有しました。

　今回、賽郭の薬草栽培への理念と現存する森野旧薬園には、生物多様性の保全と国産化の実践による生薬安定確保というきわめて現代的かつ普遍的な課題が内包されると考えています。

　第1に、森野家が260年間門外不出の家宝として継承してきた「松山本草」を初めて電子化し、全カラー映像を解析することは、当時の生薬基原種や生育植物の実態把握を可能にします。第2に、森野旧薬園は、西洋生薬基原種の大半がすでに植溜されていた江戸期薬園の姿を今に伝えています。その現況について年間を通じ植物相調査を実施した結果、二次的自然環境を再現する形式（半栽培）で里山的生物多様性が維持されていました。第3に、賽郭から始まる薬種国産化の意思は、確立された薬用植物栽培における生薬修治（加工）、異地植物の導入帰化、野草の家栽化、引種栽培など、篤農技術の暗黙知となり、伝統殖産として地域特産化に繋がる温故知新の示唆に富みます。

薬草のタイムカプセル
―森野旧薬園に生きる植物―

旧薬園内地図

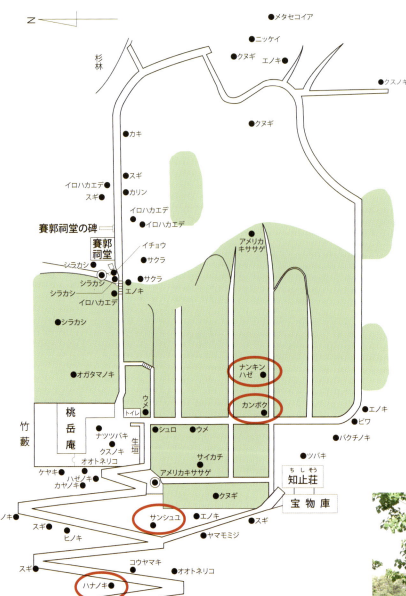

■ ：圃場
⭕ ：樹木写真(右)の位置
(樹木の位置と主な建物を示す)

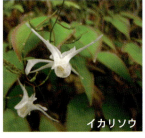
イカリソウ

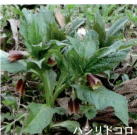
ハシリドコロ

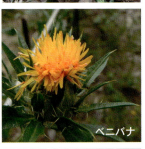
ベニバナ

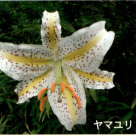
ヤマユリ

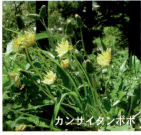
カンサイタンポポ

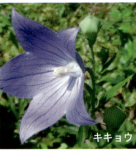
キキョウ

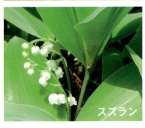
スズラン

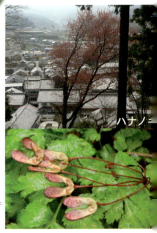
ハナノキ

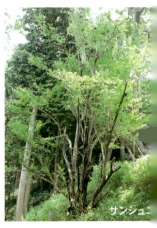
サンシュユ

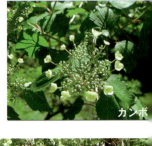
カンボク

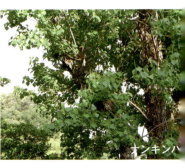
ナンキンハゼ

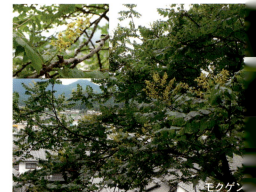
モクゲンジ

Ⅱ. 温故知新：江戸・享保期の薬草政策と森野旧薬園

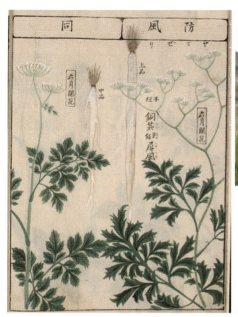
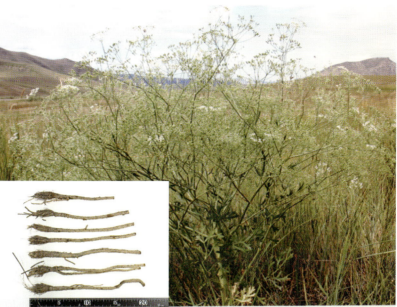

左：「松山本草」草下 3 頁、防風　右：草原に自生する野生種ボウフウ（モンゴル）と内蒙古産防風

外国産植物の導入・栽培化
～トウスケボウフウ・藤助防風

　生薬名「ボウフウ」の基原植物は、セリ科 Unbelliferae（Apiaceae）ボウフウ Saposhnikovia divaricata Schischkin の根及び根茎です。原植物は中国東北部から河北、モンゴルなどに自生する多年草草本で、根は深く直下します。一般的な効能は解熱、鎮痛、鎮痙です。藤助防風の和名は森野藤助賽郭に由来するもので、中国産防風の基原種は本種と考えられています。現在、日本で栽培されている種子は、江戸・享保期に中国より日本に導入され、その後、奈良県宇陀市の森野旧薬園にて継代栽培されていたものです。松山本草・草下 3 頁に地下部を含む上品、中品の 2 種が描かれていますが、輸入種の導入から育種・育苗化が達成され、国内殖産の一助となった成功例です。

貴重種・珍種の蒐集

　ダンドク Canna indica L. は中南米の亜熱帯から熱帯地域を原産とするカンナ科の多年草です。一般的に知られている園芸植物のハナカンナの原産の一つです。和名のダンドク（檀特）は、梵語の音訳に由来するとされています。日本では「大和本草」（1709）や「花彙」（1759-1765）に図が描かれています。また、「薬品手引草」（1778）や「物品識名」（1809）にも檀特の名が記録されています。

　「松山本草」草上 27 頁に描かれていますが、名称などの記載はありません。図より当時オランダダンドクと呼ばれたダンドクの一型と考えられます。日本へはおそらく江戸時代初期に長崎から伝播したと考えられています。江戸時代に活躍した関根雲停（1804-1877）もダンドクの彩色植物を残していますが、松山本草の彩色画はそれよりも 100 年ほど早い時期に描かれたものとして貴重な資料と考えられます。

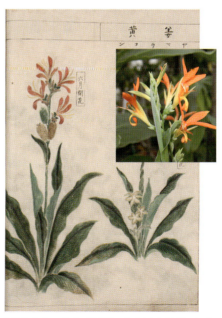

「松山本草」草上 27 頁、右上写真はダンドク Canna indica L. の花

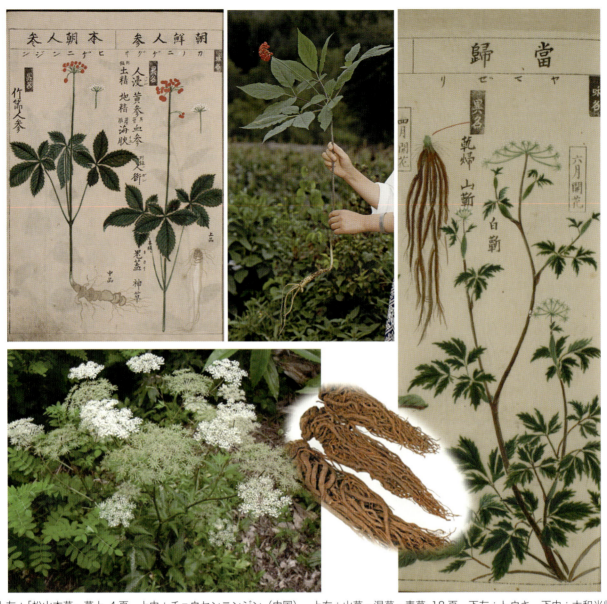

上左:「松山本草」草上 4頁　上中:チョウセンニンジン（中国）　上右:山草・湿草・毒草 18頁　下左:トウキ　下中:大和当帰

国産生薬のルーツ

人参の栽培

　幕府は各地で、朝鮮人参や諸種の人参などの栽培を奨励し、試作させています。朝鮮人参（オタネニンジン）については、1729（享保14）年に日光で試作を行い、ここで育った苗を諸藩や各地の薬園などに分け与えています。尾張藩や紀州藩の薬園関係資料には、人参苗の下付や育成法の指導、栽培開始に関する記載があります。また、本草学者・田村藍水（1718-1776）も幕府の命で人参栽培に従事しています。森野の薬園には1740（元文5）年に種子100粒を下賜されたとの記録が残ります。このように、享保改革期に幕府主導のもと、幕領・私領の区別なく全国各地で人参栽培がいっせいに開始されました。

大和当帰

　大和地方では、中国医学伝来後、地形や気候風土を活かし、薬草採集や栽培が行われてきました。

　当帰は、中国から渡来した薬種で、「神農本草経」以来、歴代の本草に必ず収載されている重要な生薬です。当帰の基原植物は日中間で異なります。中国はカラトウキ Angelica sinensis Diels ですが、日本のトウキ Angelica acutiloba Kitagawa は大深当帰を指し、ミヤマトウキが栽培化されたものとされます（大和当帰）。つまり、当帰は日本で開発・育種された薬用種なのです。細い根を馬尾状につける大和当帰の品質は「芽刳」（2年目の春に前年の芽を取り去り、開花を抑制して根が繊維質になるのを防ぐ）など伝統的な栽培技術で育成されます。しかし、第九改正日局方より、「トウキまたはその他近縁植物」と記載変更されたことで、収穫量が多く作業の容易なホッカイトウキ（北海当帰）も日局品となり、在来種の大和当帰に代わり主流となっています。当然細い根を馬尾状につける大和当帰の品質は大きく変化しています。

III．本草学の新展開
：博物館 / 植物園の機能

小山鐵夫・髙橋京子・田中伸幸・髙浦佳代子

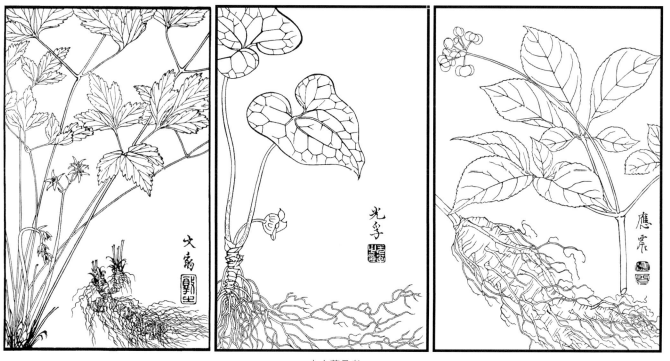

古方薬品考
黄連（左）、細辛（中）、御種人参（右）

日本の植物学研究～本草学から植物分類学へ

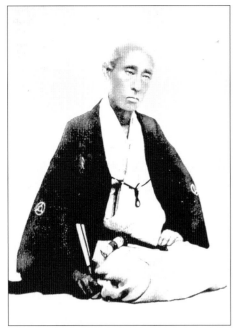

飯沼慾斎（1783-1865）

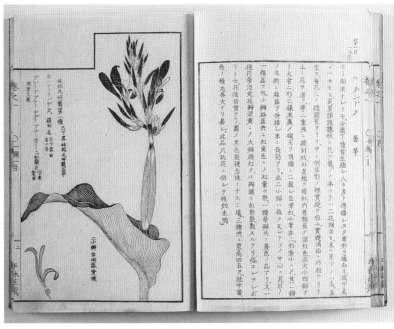

飯沼慾斎「草木図説」（1856-1862）

　植物の多様性研究は、自然の中から病を癒す薬を見出し、その効用を研究する学問である本草学を起源として発展してきました。植物多様性の研究施設である植物園の歴史も薬草園に起源を発しています。

　アジアでは中国で本草学の芽生えが早く、数多くの本草書が古くから日本へ渡来したことから、日本における本草学は中国の本草書の影響を受けています。中でも李時珍の「本草綱目」（1596）は、江戸時代を通じて日本の本草家たちによって研究されました。江戸中期の貝原益軒は「大和本草」（1769）の中で、日本の植物と中国の植物の分類学的な違いをいち早く指摘したと言われ、この頃から日本の本草学は中国の本草学研究から独自の発展を見せるようになりました。こうした中、植物の研究は薬としての本草学から博物学や園芸学などの研究へと広がりを見せ、次第に盛んになっていきました。

　江戸後期に入ってからは、西洋の新しい学問が日本にも紹介されるようになり、リンネの分類法で日本の植物をはじめて生物学的視点で体系づけた飯沼慾斎の「草木図説」（1856）によって近代植物学への扉が開かれます。一方、岩崎灌園は「本草綱目」の配列にしたがって日本の野生植物のみならず、園芸植物、外国産の植物までも紹介した「本草図譜」を完成させました。江戸末期には、諸外国から珍しい動植物が日本に紹介され、数多くの博物図譜が出版されました。

　博物愛好会の「赭鞭会」に、博物画家として参加した関根雲停によって描かれたさまざまな動植物図からは、当時の人の博物学への関心の深さを窺い知ることができます。このように日本の植物分類学は、中国の本草学から出発し、独自の研究過程を通じて博物学や園芸学に分かれながらその芽生えを迎え、明治に入り牧野富太郎をはじめとする多くの植物学者によって確立されました。

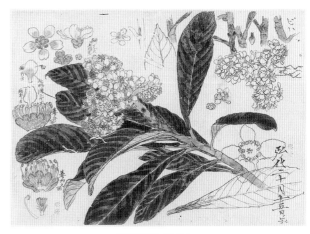

関根雲停「ビワ」

植物学者・牧野富太郎が果たした役割

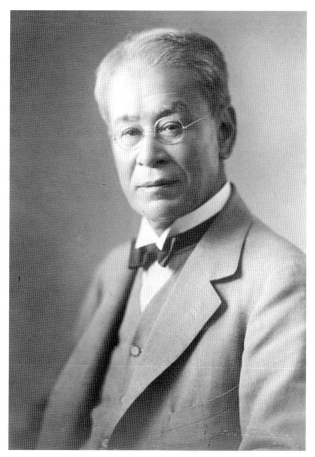

牧野富太郎（1862-1957）

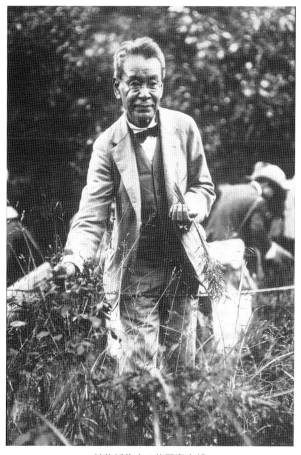

植物採集中の牧野富太郎

　牧野富太郎（1862-1957）は、高知県佐川町出身の植物分類学者です。日本における本草学から植物学への変遷期に、自らの足で、精力的な標本資料の採集を行いました。それらをもとに当時まだ未解明であった日本に自生する植物を独学で研究し、日本の植物相（フロラ）の解明に尽力しました。

　幼い頃から植物に興味を持ち、独学で勉強した牧野は、本格的に植物学を志し、1884年22歳で上京します。1887年に「植物学雑誌」を創刊し、1889年にはヤマトグサを日本国内で初めて記載発表しました。牧野は、野外で植物を一つ一つ調査し、標本を作り、地道に日本の植物相を明らかにする最も基礎的な研究を行いました。そして現在でも植物相の研究は、種の多様性を解明することでもあり、そこに存在する遺伝子資源を把握する自然科学の最も重要かつ基礎的な分野です。94年の生涯において約1,600種類以上の植物に学名を与え、収集した標本は約40万枚を数え、日本の植物分類学の草分けとなる存在です。全国の植物同好会などで採集指導を行うほか、図鑑をはじめ多くの植物啓蒙書を残しました。特に彼の活動の集大成であり、植物知識を一般市民へ普及した『牧野日本植物図鑑』の刊行は、後世に残る大きな仕事だったと言えます。

　牧野が成し遂げた大きな仕事のひとつに植物知識の一般への普及活動があります。当時は各地で植物同好会の活動が盛んな時代でした。牧野は全国規模でそのような会の設立や指導に情熱を傾けました。団体や個人にかかわらず、全国から寄せられる植物の鑑定依頼には、きめ細かい対応をしました。敷居が高かったと思われる当時の大学の研究者とは異なり、広く一般への知識普及に尽力したことは、むしろ牧野をもっとも特徴づける業績といえます。各地の同好会での指導、数多くの植物に関する啓蒙書の刊行、図鑑の製作などにみられる牧野の教育普及活動は、地域の植物研究や植物誌の刊行などに多大な影響を及ぼし、今なお、各地でその精神が引き継がれています。

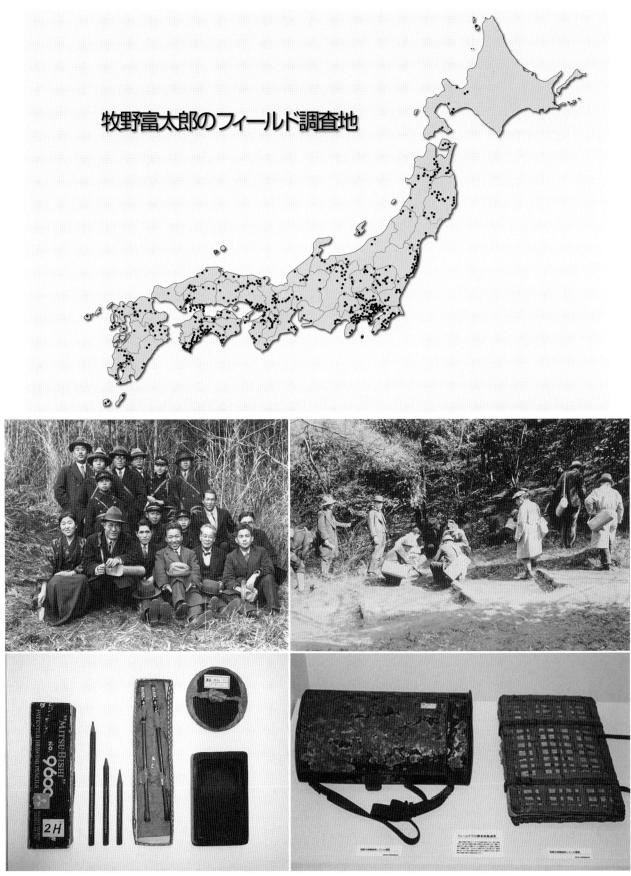

左上：1932/1/31 真鶴町植物採集（東京植物同好会）　右上：1935/3/10 三溪園植物採集（東京植物同好会）
左下：描画道具　右下：植物採集道具（左：胴乱、右：野冊）

III. 本草学の新展開：博物館 / 植物園の機能

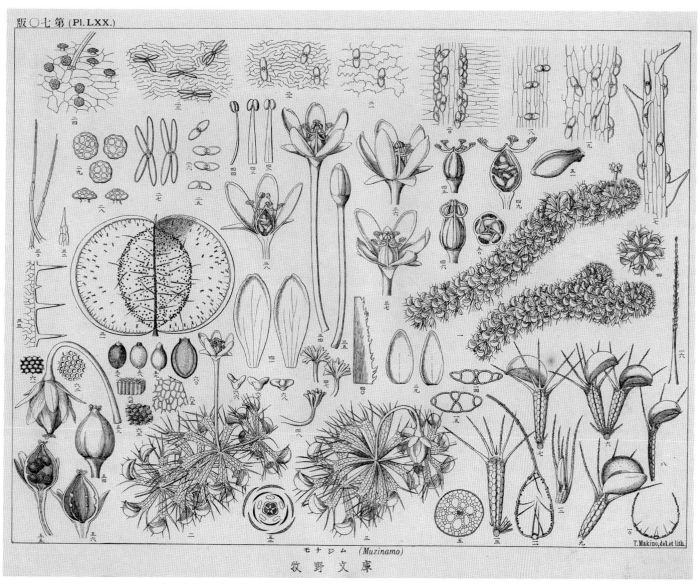

牧野富太郎「ムジナモ」『日本植物志図篇』第 1 巻第 12 集第 70 図版（未刊行）

牧野式植物図の重要性

　独学で植物学を学んだ牧野が、まず参考にしたのは本草書でした。初期の牧野の図には本草書の影響を色濃く見ることが出来ます。上京した牧野は当時、すでに発展をとげていた西洋の植物学の文献を目にします。この頃から牧野の図には陰影が付けられ、遠近法により立体感を出すなどの技法が用いられるようになり、作図の技量が飛躍的に向上しました。

　牧野は持って生まれた鋭い観察眼と描画の細やかさに加えて独自の植物画のスタイルを確立します。1つの個体を描くのではなく、複数の個体を元にして種の全体像を描こうとしました。成長過程を追い、精密な部分図や解剖図を伴う、個体の枠を超えた種の全貌を表現するものです。つまり個体ではなく、種を描こうとしているのです。部分図は他に描く部位がないほどに描き尽くされ、全体図の周辺に余すところ無く配置されています。牧野のこのような図は「牧野式植物図」と呼ばれています。ヤマトグサを始めとする数多くの新植物の発見と命名・記載はこの牧野式記載の結果といえます。

　彼の緻密で構図にも優れた種の記載としての植物図は、日本の分類学における植物図のレベルを世界的レベルに引き上げたと考えられています。牧野のムジナモの図は、ドイツの植物学者アドルフ・エングラー（1844-1930）が著した "Das Pflanzenreich" 112 巻の第 20 図（1906）で引用されました。

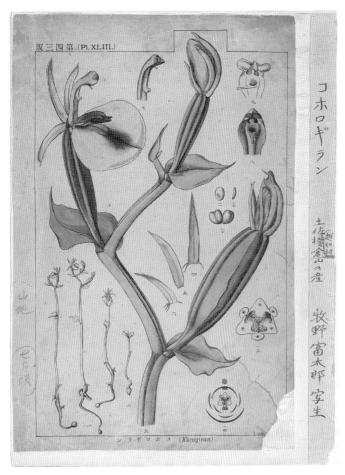
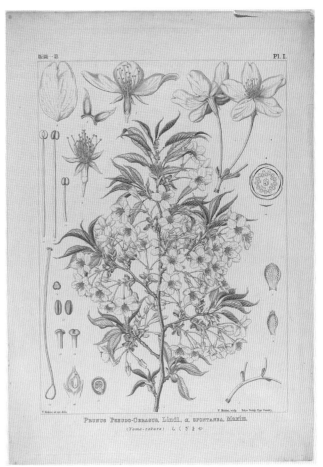
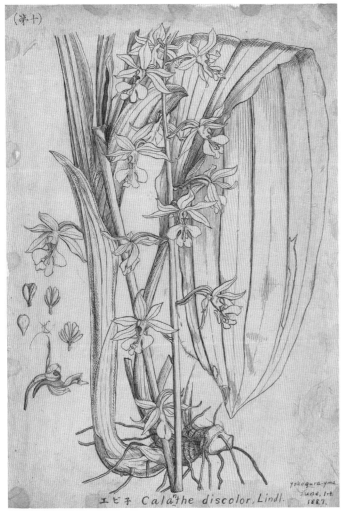
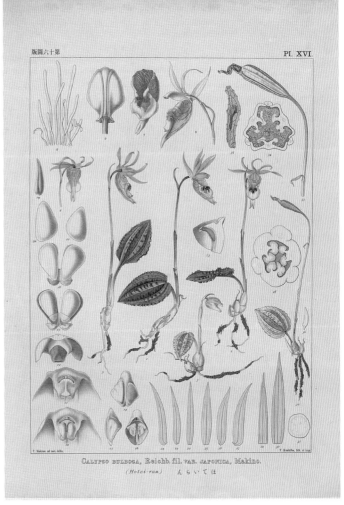

牧野富太郎の植物画

上左：コオロギラン『日本植物志図篇』第1巻第7集第43図版　上右：ヤマザクラ『大日本植物志』第1巻第1集第1図版　下左：エビネ『日本植物志図篇』第1巻第3集第15図版　下右：ホテイラン『大日本植物志』第1巻第1集第16図版

(p.42-46 図版　所蔵：高知県立牧野植物園)

III. 本草学の新展開：博物館／植物園の機能

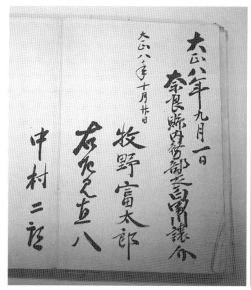
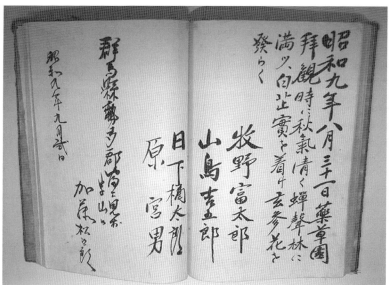

森野家芳名帳

抜粋：
1919年（大正8）10月
　20日　晴。奈良（奈良県奈良市）- 松山町（奈良県宇陀郡大宇陀町）朝米谷氏等と松山町ニ向フ。奈良停車場ヨリ桜井駅（奈良県桜井市）ニ下車、自動車ニテ松山町ニ着、森野賽郭翁遺跡の薬園ニ訪ヒ、同園を視察ス。晩ニ同町生駒舘ニ宿ス。
　21日　晴。松山町（奈良県宇陀郡大宇陀町）- 奈良（奈良県奈良市）復森野薬園へ至リ、遺書など見　午后同町發、自動車ニテ桜井駅（奈良県桜井市）ニ還リ　汽車ニテ奈良ニ着シ、石崎邸に宿ス。森野家ハ今ハ吉野葛製造并ニ菓子商ヲ営む。松山市付近（宇陀郡大宇陀町松山）の地　纈草（カノコソウ）ヲ野生ス。
1920年（大正9）8月
　19日　奈良ヨリ松山（奈良県宇陀郡大宇陀町）ヲ経テ　榛原（宇陀郡榛原町）ニ至ル。奈良ヲ朝出發、桜井駅（奈良県桜井市）ニテ下車、同行車米谷、岡本両氏　自動車ニテ宇陀郡松山町ニ至リ、大和生薬株式會社ニテ憩フ。次デ薬園ヲ視ル。午后同処出發、徒歩ニテ同郡榛原町ニ至リ、字萩原ノ鶴鳴館＜帯屋＞ニ投宿ス。岸田英夫氏等松山町ニテ参加シ同勢七八人トナル。大和大宇陀郡松山町森野薬草園（奈良県宇陀郡大宇陀町）　ヒヨス。(S)
　26日　奈良（奈良県奈良市）ヨリ、松山町（奈良県宇陀郡大宇陀町）行。即日奈良ニ帰ル。岡本勇治氏ト宇陀郡松山町ニ至ル。奈良發、櫻井駅（奈良県桜井市）下車、自動車ニテ松山町ニ至リ、大和生薬會社の薬草園ニ入リ支那ヒヨスノ写真ヲ取リ且ツ種々ノ材料ヲ採集シ、復ヒ自動車ニテ桜井駅ニ戻リ奈良ニ帰宿ス。岡本氏来訪、此夜荷物ヲ整理シ、明日出發ノ用意ヲナス。遂ニ暁ニ徹ス。
1934年（昭和9）8月
　31日　松山（奈良県宇陀郡大宇陀町）行

『牧野富太郎植物採集行動録・明治・大正篇／昭和篇』（山本正江・田中伸幸編）

森野旧薬園と牧野富太郎の交流

牧野富太郎が大正から昭和期にかけて複数回、森野旧薬園を訪れたことが、博士の植物採集行動録に記されています。森野賽郭翁遺跡の薬園を訪れ、遺品を見学したことや園内で観察した植物等が短く書きとめられていました。

牧野は、森野家を訪れた際に、薬園内の植物を観察しています。そこで森野藤助が江戸在住の漢医より贈られ、一時枯死したと思われていた漢防己が生育していることを発見しています。後に、この事実は、高橋真太郎氏が「薬局」（1959）に記しています。そこに「桃岳庵の南石垣には、かつてカンボウイ Stephania tetrandra S. Moore が生き残っていたのを牧野によって発見され、今ではこれを東の畑地に移してよく育っている。また、ここには新しく非常によく似た形態をもつタマサキツヅラフジ Stephania cepharantha Hayata も後に昭和年間に移殖し、栽培されているから、その区別に注意を要する」とあります。残念ながら、当時の種は生息していないことを、2010年の旧薬園の植物調査で確認しています。

植物園の機能

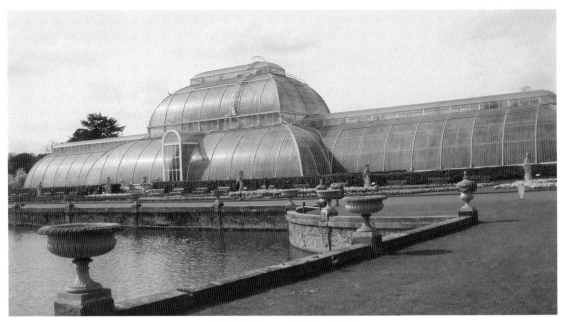

英国　王立キュー植物園の大温室

　植物園の最重要機能は植物の収集・保存・研究です。すなわち、植物の総合的な研究調査（植物のインベントリー）の拠点です。インベントリー研究を端的に言えば、世界中の植物の戸籍調査です。それは各植物を系統分類して整理し、生理・生態・細胞遺伝学的な性質から用途まで調べます。次に、これらのデータを植物標本と共に集積し、必要な時にいつでもその情報が引き出せるようにすることです。

　世界最大の植物園は、1759年にイギリスのジョージ三世の母、オーガスタ妃により開設され、1841年に王立となったキュー植物園です。植物誌や植物分類学の研究のメッカとされ、ロンドン郊外のリッチモンドにあります。25,000種の生きた植物を世界中から集めて栽培保存し、園内の標本庫（ハーバリウム）は700万点の標本を有します。附属図書館では世界中の植物の総索引である「キュー植物索引（インデックス・キューエンシス）」を刊行し、世界中の植物研究者に不可欠な書を提供しています。

植物のすべてを語る腊葉標本

　植物の生きた状態の情報をほとんど失うことなく、半永久的に保存し研究資料として持続利用する方法として乾燥腊葉標本があります。腊葉標本は押し葉式の植物乾燥標本ですが、趣味領域の場合とはまったく異なり、花だけでなく、葉、茎、根などの植物形態が完全にそろったものを意味します。標本は乾燥した押し葉を台紙に貼り、種々のデータを記入したラベルを貼付したものです。乾燥標本が作製できない果実や多肉植物などはアルコール類の保存液を用いる液浸標本がありますが、保存液の補充など乾燥標本に比べ労力が必要となります。作製された標本はハーバリウムに分類整理して保存されます。分類は植物の間の差異と類似の研究で、その最も基本的な単位は「種」です。共通性を持った種を集めて「属」とし、さらに属を集めて「科」とします。

　植物研究で、まず必要になるのは植物の名前です。その植物が何であるか検定し、正確な名前を決める、つまり同定を行わなければなりません。同定ができなければ、植物分類は困難で、用途すら決められません。同定の精度は単に科名や近縁種の範囲で済む場合から産業や犯罪関連と場合により異なります。

　たとえば、医薬品原料となる薬用植物の場合、薬効や安全性に直結するため、厳密な基原植物の同定が必要となります。

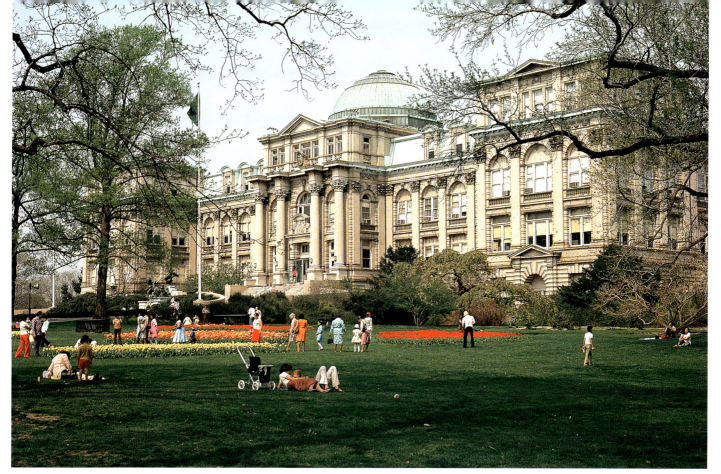

米国　ニューヨーク植物園（モールと後方は旧植物標本館）

標本の役割
1. 学名を発表したときの証拠(タイプ)
2. 分類学の研究資料
3. 細胞学、分子系統学など植物関連分野の研究材料の証拠
4. 植物の地理的分布の資料

　正確に同定するには、まず植物誌（フロラ）や種属誌（モノグラフ）類の検索表を引き、その記載と照合する作業を行い、最終的には標本庫において正確に同定された標本と照合して最終的な同定作業が終了するわけです。植物誌とはある地域で見つかった植物を全部網羅して科・属に分け、系統的に記述した書で、種属誌は、地理的区域にこだわらず、植物の分類の科、属などについて既知のものすべてを網羅して系統的に記述した論文です。同定には植物誌が非常に簡便ですが、地域外の植物同定は困難で、未だ世界中でごく一部の地域における植物誌しか完成されていないという現状があります。幸い、日本は、牧野富太郎博士の『牧野日本植物図鑑』や大井次三郎博士による『日本植物誌』などの成果のもと、その当時日本に知られた種子植物とシダ植物の全種類が、科、属にまとめて配列・記載され、検索表による植物同定が可能で、必ず、万国共通の学名がついています。

植物の同定・分類・学名とは

　学名とは、植物の類縁関係に従ってつけられた学問上の名で、全世界で通用する唯一の名前です。学名はラテン名表記でつけられ，一般に3つの単語からなります。たとえば、パンジーの学名 *Viola tricolor* L. は、最初の *Viola* は属名で「スミレ属」の意味、パンジーの属する属を示し、次の *tricolor* には「三色の」を意味し、種小名（種名）を表します。最後のL. は命名者のスウェーデンのリンネ（Carl von Linne または Linnaeus）の名の略称です。植物名を呼ぶときは命名者の名を省き、*Viola tricolor* のように属名と種小名の2つで呼びます。この「二名法」はリンネが初めて使用したので「リンネの二名法」といわれます。

　一方、園芸植物や農作物の場合、種の段階よりその中の変異が重要となります。たとえば、アジアイネと

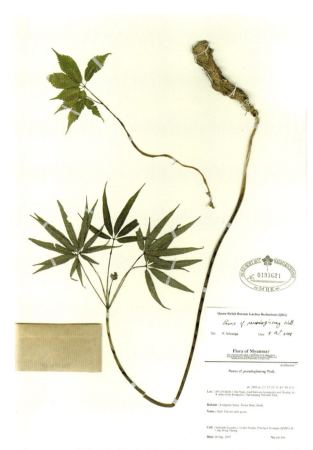

ミャンマー産チクセツニンジン *Panax pseudojinseng* Wall.

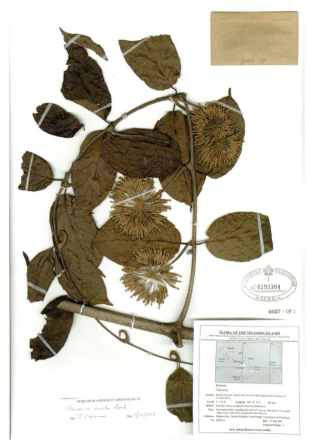

ソロモン諸島産カギカズラ属の一種 *Uncaria acida*（Hunter）Roxb.

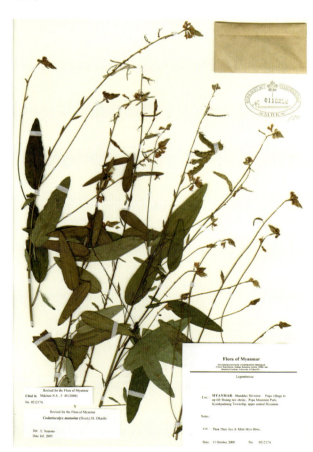

マイハギ *Codariocalyx motorius*（Houtt）H.Ohashi

いう植物学上の種（1種）の中に、コシヒカリ、ササニシキなど多くのイネがありますが、このような種の中の変異は「栽培品種」とか「栽培変種」として区別される群です。農学ではこれら栽培品種を「1種」として数えるので、植物学で1種のイネが多くの品種数となります。同様に、花卉園芸分野でも、園芸品種や作物の品種・変種に対し「種」を用いるなど、用語の混乱がありますが、植物命名法上、栽培植物の「栽培品種」は自然種の品種と区別して、栽培変種（カルチバー）としています。

　また、標本につけられたラベルは重要な意味を持っています。ラベルにはその標本の最終場所の地理、生態をはじめ、採集年月日、花や実の時期、色、その産地での植物の用途などその植物に関するあらゆるデータが記入されています。また、同じ種類の植物を各地から多数の標本として集め、その種の分布状態や変異などの情報がわかるようになっています。

　ある研究材料となった標本を証拠（タイプ）標本と呼びます。たとえば、細胞遺伝学で何の植物から染色体を観察したかを、後に第三者が検証できるようにするためには、観察した植物の腊葉標本が必要です。このような標本が証拠標本です。また、標本から状態によってはDNAが抽出でき、系統分類の研究にも活用されています。植物多様性のインベントリー研究（系統的調査研究）には、博物館や植物園の標本資料が欠かせません。

日本、米国および欧州主要国の植物標本保有数

日本		
東京大学	TI	1700
国立科学博物館	TNS	1636
京都大学	KYO	1200
北海道大学	SAPS, SAPA, SAP	677
アジア		
中国科学院(中国)	PE	2470
カルカッタ植物園(インド)	CAL	2000
ボゴール植物園(インドネシア)	BO	2000
米国		
ニューヨーク植物園	NY	7300
ミズーリ植物園	MO	5870
ハーバード大学	GH	5005
スミソニアン研究所	US	4340
フィールド自然史博物館	F	2700
カリフォルニア大学	UC, JEPS	2196
ミシガン大学	MICH	1700
ヨーロッパ		
パリ国立自然史博物館(フランス)	P, PC	10000
コマロフ植物研究所(ロシア)	LE	7160
キュー王立植物園(イギリス)	K	7000
ジュネーブ博物館(スイス)	G	6000
ウィーン自然史博物館(オーストリア)	W	5500
ロンドン自然史博物館(イギリス)	BM	5200
ストックホルム自然史博物館(スウェーデン)	S	4570
ライデン大学(オランダ)	L	4000

Index Herbariorum(The New York Botanical Garden)より(2015年1月現在)。単位は1000標本。
表中のアルファベットは国際略号(公式に用いられる各ハーバリウムの略称)を示す。
複数の国際略号が示されているものはそれらを合算した標本数を表示している。

　このような腊葉標本には500年近い歴史があり、植物の多様性研究に重要な役割を果たしてきました。この標本の収集、管理、保管して活用する施設がハーバリウムであり、主として博物館や植物園に設置されています。世界最大級の標本庫はイギリスの王立キュー植物園の700万点、ニューヨーク植物園の730万点、ミズーリ植物園の587万点、フランスのパリ自然史科学博物館の1,000万点、ロシアのコマロフ植物研究所の716万点などすべて欧米に集中しています。アジアでは、中国北京の中国科学院植物研究所の247万点およびカルカッタ植物園とボゴール植物園の200万点がトップの3施設で、日本最大の東大理学部標本館でも170万点と植物のデータバンクは非常に小さいものです。

高知県立牧野植物園の研究活動

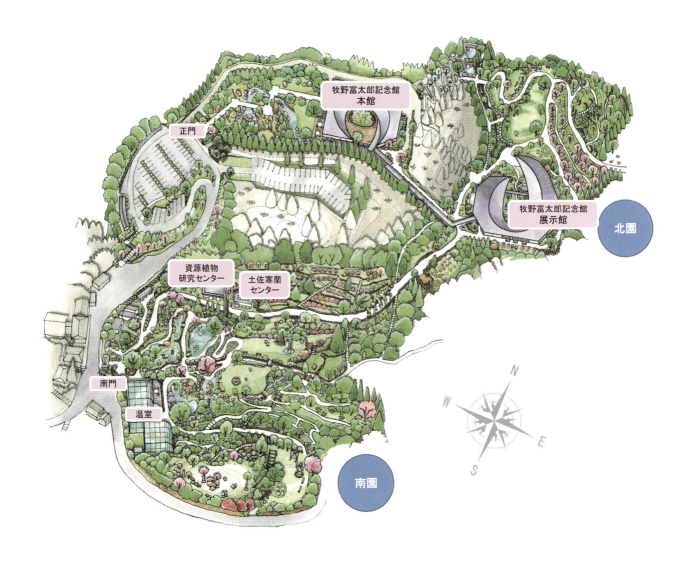

　高知県立牧野植物園は「日本の植物分類学の父」と言われる高知県出身の植物分類学者、牧野富太郎博士（1862-1957）の業績を顕彰するために博士逝去の翌年に高知県五台山に開園しました。

　山の起伏を活かした約18haの園地（未公開園地含む）には博士ゆかりの野生植物や東洋の園芸植物など約3,000種が四季を彩ります。植栽植物の中には採集地が明らかなものが多く、観賞や観察の対象のみならず、「生きた標本」として植物研究に重要な情報をもたらしています。

　また、園地は自然との調和に配慮し、安らぎと憩いの空間として構成され、「人と植物の共生理念」を表現しているのが特徴です。また、牧野博士が生涯を通じて集めた蔵書約45,000冊を収める牧野文庫の存在があります。本草書や植物文献はもちろんですが、文学、語学、法制、地誌、芸術など幅広い分野の貴重な書物が集められ、博士の並外れた博覧の世界を伝えています。

　1999年、米国ニューヨーク市立大学大学院教授でニューヨーク植物園のアジア部長を務め、牧野博士の直弟子であった著者（小山鐵夫　植物分類学者）が園長として着任後、世界に認知される植物園を目指し、国際的な活動を開始しました。2003年には文部科学省から研究機関指定を受け、ミャンマーやソロモン諸島国、中国やタイ、米国、カナダの植物園などと研究協力関係を樹立し、現在に至るまで独自の研究活動を展開しています。2010年に新温室をオープンし、本来の植物の保存と研究・教育普及活動に加え、憩いの場を兼ね備えた総合植物園として歩み続けています。

III. 本草学の新展開：博物館 / 植物園の機能

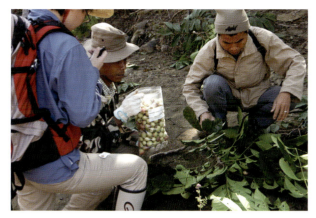

ミャンマーでの調査

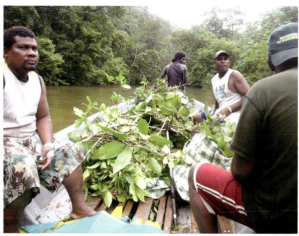

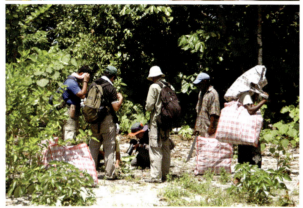

上・下：ソロモン諸島での調査

植物探査・分類研究

地域調査の必要性

　日本では明治時代以降盛んに行われた分類研究で、日本全土に約6,000種類の植物があることがわかってきています。地球上にはまだ調べられていない地域があり、その中には日本で知られていない植物の利用法や、未知の有用植物が存在する可能性があります。海外探査にはこのような植物を見つけ出す役割があり、各国の研究施設が探査に乗り出しています。

海外植物探査の3つの条件

1. 植物の種類が豊かである

　　目的とする有用植物の分布地域であること、または植物が豊かで資源となる植物を見出せる可能性があること。つまり、調査をして成果が期待できるような植物が見つかる可能性がある、ということが大事な条件です。

2. 各国の協力が得られる

　　種の多様性を守るため、また自国の利益を損ねないため、世界中の国々は植物や動物を許可なしに持ち出すことを強く禁止しています。牧野植物園の植物探査の趣旨を説明したうえで、受け入れ側の国からの同意と協力が得られることが必須条件です。

3. それぞれの国に利益がある

　　研究機関が海外探査で得た成果、たとえば新種の発見や新成分の発見は、探査を行う側のみでなく、探査を受け入れる側の利益にもつながることが国際条約で決められています。牧野植物園の海外探査による植物の種類解明や伝統的な利用の記録・活用、情報が役立っています。

　牧野植物園では、植物多様性の調査研究が十分に行われていなかった2つの地域、ミャンマーとソロモン諸島で植物のインベントリー研究を行ってきました。

ミャンマーの場合

　ミャンマー連邦は豊かな自然に恵まれながらも、植物の調査は行き届かず、半鎖国状態でした。1900年代前半のイギリス人プラントハンターなどの調査を最後に、ミャンマーに約半世紀ぶりに海外の調査団として受け入れられたのが牧野植物園です。

ソロモン諸島の場合

　大小数百の島々からなるソロモン諸島は9つの州にわかれています。隣接する島々で人種や言語、また使用する薬草が異なり、それぞれの島にいる伝統医は海を越えての情報交流をほとんど行ってきませんでした。独自の薬草文化が伝承されるソロモン諸島の植物利用を調査することで新しい可能性が生まれるでしょう。牧野植物園が協力し、植物調査と薬草の利用を系統立てて調べています。

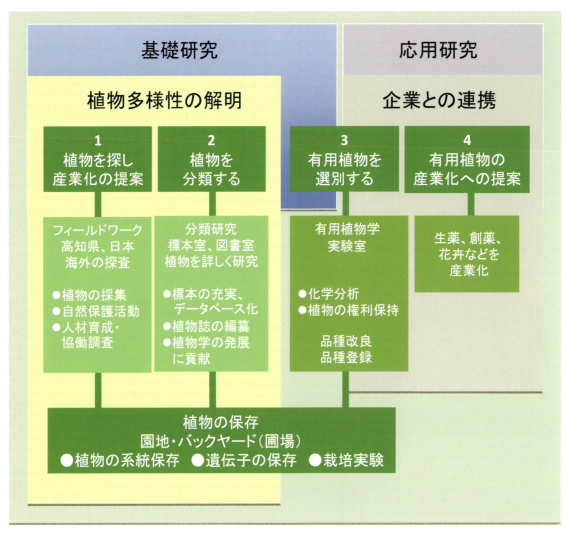

高知県立牧野植物園の研究活動概略

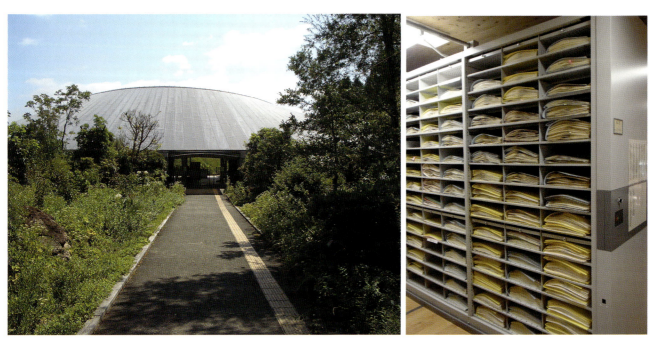

左：高知県立牧野植物園の牧野富太郎記念館本館　右：ハーバリウム　標本は学名、採集地ごとにファイルされている．

Ⅲ. 本草学の新展開：博物館 / 植物園の機能

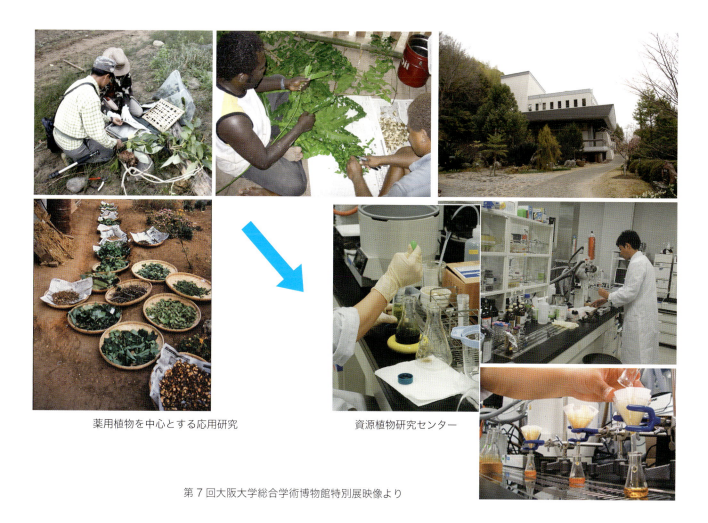

薬用植物を中心とする応用研究　　資源植物研究センター

第 7 回大阪大学総合学術博物館特別展映像より

ラボにおける有用遺伝子のスクリーニング

　牧野植物園では主に、2 つの分野の研究活動を行っています（左頁上図参照）。植物多様性研究を中心とする応用研究の分野が連携して取り組んでいます。園には、約 25 万点の標本を収蔵する標本室があります。基礎分野の植物分類学研究や応用分野の薬用植物学研究に標本は必要不可欠な研究資料です。フィールドワークに始まり、標本室での研究、実験室での化学分析を経て、初めて産業へとつながります。

　植物相が十分にわかっていない地域をフィールドとして、植物多様性を明らかにするインベントリー研究は、種の多様性を明らかにするだけではなく、そこに存在する潜在的遺伝子資源を明らかにすることのできるもっとも基礎的な研究分野と言えます。そういった研究の拠点の一つが植物園です。

　植物のインベントリー調査を行い、種の同定のための腊葉標本、遺伝子解析用のサンプルや染色体観察用のサンプルなどを採集し、同時にその中から成分研究のための乾燥試料も採集します。採集された標本は、必要な手続きを経て牧野植物園の標本室に送付され、そこで分類学的同定が行われます。必要があれば、乾燥葉の断片から DNA を抽出し、特定の遺伝子配列を既存の種と比較したり、染色体を観察したりして、正確な分類研究を行います。

　化学成分解析用の試料は、資源植物研究センターで各部位別の乾燥試料から化学成分の研究に供し、薬効成分の評価研究などを行います。フィールドで乾燥のために断片にしたサンプルの分類学的同定には、必ず花か果実が付いた証拠標本が必要です。標本室では、その標本に基づいてサンプルの分類学的な同定が行われます。2 つの分野の連携が植物の力を見出すのです。

大阪大学総合学術博物館〜継承される生薬標本の意義

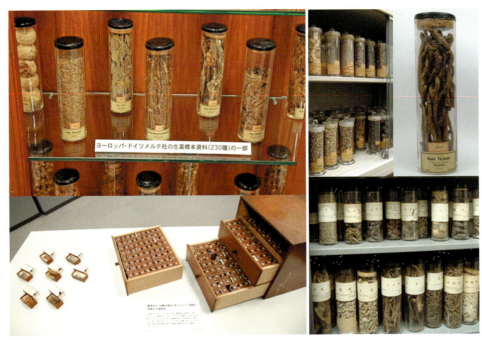

1900年代前半の欧米・東アジア市場における高品質医薬品原料（医療文化財）の一部
上左、右：独国メルク社製欧州標本　上中：津村研究所製和漢薬標本
下左：藤澤友吉氏寄贈イーライリリー社製標本　下右：中尾万三、木村康一関連標本

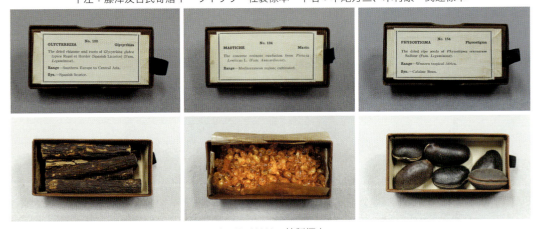

イーライリリー社製標本
左：GLYCYRRHIZA　中：MASTICHE　右：PHYSOSTIGMA　紙製小箱のラベルより

生薬標本類〜実地臨床の証拠標本

　大阪大学には1920〜50年代にかけて蒐集された国内外の製薬企業や研究所製の生薬標本類が多く所蔵されています（57頁上の表）。標本類は、実地医療で品質が担保された証拠となる実体物です。当時最新の医薬品であり、日本の医学・薬学教育の教材として、大学が購入・保存してきました。例として独逸メルク社製欧州標本、米国イーライリリー社製標本及び生薬・漢方研究のため創設された津村研究所製標本類が挙げられます。それらは生薬学者により監修された医薬品であることから、医療文化財研究でも、基原生物が明確な比較資料として、過去に正倉院薬物や緒方洪庵の薬箱研究に活用されてきました。

　1900年代初頭に中国における生薬の調査及び研究者の育成に尽力した中尾万三博士及び木村康一博士の標本については、大阪大学には関連標本を含めると310点を確認し、そのうち中尾・木村の名前が明記されているものが94点ありました。現在のところ、中尾博士の標本であることが確実なのは日中の関連機関を通じて本学の標本のみです。津村研究所製和漢薬標本は236本、独国メルク社製欧州標本は281本存在し、それぞれ良好な保存状態でした。

大阪大学所蔵標本類（一部）

標本名	標本数	ラベル記載事項				
		生薬名（和名）	生薬名（ラテン名）	学名	科名	その他
中尾万三、木村康一関連標本	310	○	-	○	-	
津村研究所製和漢薬標本	236	○	-	○	○	
独国メルク社製欧州標本	281	-	○	○	○	産地、英語名（一部）
藤澤友吉氏寄贈標本（イーライリリー社製標本）	216	-	○	○	○	英語名、産地、由来等

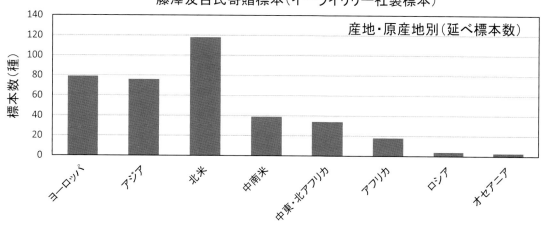

藤澤友吉氏寄贈標本（イーライリリー社製標本）
産地・原産地別（延べ標本数）

産地の異なる同名生薬の存在

生薬ラテン名 英語名	基原植物	産地	別名
GLYCYRRHIZA Glycyrrhiza	The dried rhizome and roots of *Glycyrrhiza glabra glandulifera* Regel et Herder (Russian Licorice) (Fam. Leguminosæ).	Hungary, Turkey and west to Turkestan.	Russian Licorice.
GLYCYRRHIZA Glycyrrhiza	The dried rhizome and roots of *Glycyrrhiza glabra typica* Regel et Herder (Spanish Licorice) (Fam. Leguminosæ).	Southern Europe to Central Asia.	Spanish licorice.

イーライリリー社標本ラベルより　原文ママ

　藤沢薬品工業（現：アステラス製薬）の創始者（藤澤友吉氏）寄贈による米国イーライリリー社製の生薬標本は、木製で三段の引き出しからなる外箱に216個の紙製小箱が納められていました。そのすべてにおいて内容物を確認することが出来ます。ラベルには生薬ラテン名、英語名、基原植物や産地等が記載されており、その集計結果より、世界各地から蒐集された標本であることがわかります（中：グラフ）。また、同一のラテン名を有していても基原植物や産地の異なる複数サンプルが収められている生薬（下：表）もあり、当時の生薬利用の実態を示す有用な資料となります。

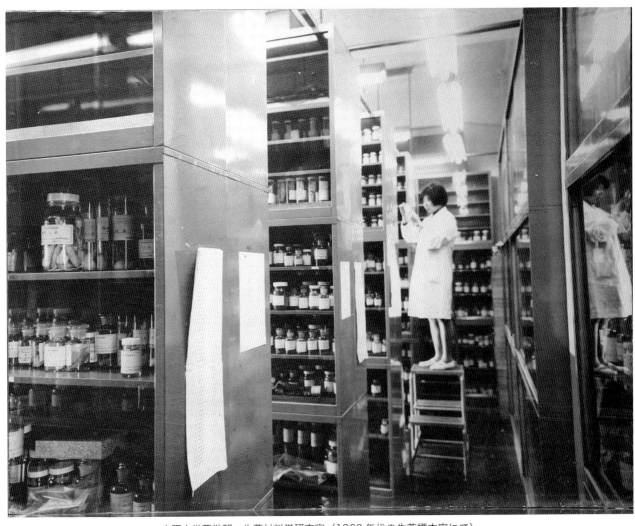

大阪大学薬学部・生薬材料学研究室（1960年代の生薬標本室にて）

生薬の国際標準化と薬物文化

イーライリリー社製標本は外箱に欠けなく収められた状態であったため216点が一揃いであると考えられますが、それ以外の標本は今後の調査によりさらに発見される可能性があります。これら標本は1920～50年代にかけて国際的品質基準品として流通し、実地医療で使用された証拠標本です。また、蒐集者や製造元の背景が明確であるため、当時の医療文化やその特徴についての考察を行う上でも重要です。

2008年、中国がTCM（Traditional Chinese Medicine）の標準化を国際標準化機構（International Organization for Standardization:ISO）に申し入れたことがきっかけで、中国伝統医学の標準化が大きく取り上げられるようになりました。標準化においては「何を基準とするか」が重要です。中国は歴史的起源を根拠に自国の生薬基準を国際標準にすることを主張していますが、中華人民共和国樹立に至る戦乱やその後の文化大革命により、中国の医療文化財及び戦前の日中文化事業による薬用資源研究の学術成果が離散・紛失した事実が検証されていません。その一方で、我が国には1900年代初頭のアジア及び欧州の生薬標本が現存しており、大阪大学には多くが遺されています。

経験知に基づく漢方医学においては、過去の生薬標本はその時代に用いられた高品質生薬そのものであり、病態や治療記録を記した医療文献（古文書）は当時の漢方処方の臨床応用におけるエビデンスの蓄積に他なりません。また、幕末には欧米より医学が「蘭方」として移入し、それに伴い多くの欧米で用いられる薬用植物の知識も導入されました。現在も使い続けられる生薬は、歴史の中でさまざまな生薬が淘汰された結果、残ったもの、すなわち日本人の体質に適した有用な生薬であると考えられます。

日本薬局方収載品目数の変遷

版名	発刊当初の収載品目数	追加品目数	削除品目数	最終品目数
初版日本薬局方	468			
追加	−	2		470
改正日本薬局方	445	41	66	
追補1	−	33		
追補2	−	3		
追補3	−	2		483
第三改正日本薬局方	703	242	22	
追補	−	2	1	704
第四改正日本薬局方	684	75	95	
追補1	−	4		
追補2	−	7	1	694
第五改正日本薬局方	657	48	85	
追補1	−	6		
追補2	−	64	2	
追補3	−	5	1	
追補4	−	3	2	
追補5	−	27	4	
追補6	−	3	1	
追補7	−	2		
追補8	−	1		758
第六改正日本薬局方	634	143	267	
追補4	−	4	11	
追補6	−	5		
追補7	−	1		633
第七改正日本薬局方	1227	192	74	
改正	466	4	2	
改正	−	1	1	
改正	373	103	196	
改正	−	4	2	1138
第八改正日本薬局方	1131	122	129	
			1	1130
第九改正日本薬局方	1046	126	210	
			1	
			1	
			6	1038
第十改正日本薬局方	1016	60	82	
			3	
			4	1009
第十一改正日本薬局方	1066	81	24	
追補			3	1063
第十二改正日本薬局方	1221	170	12	
第一追補		32		
第二追補		26	3	1276
第十三改正日本薬局方	1292	32	13	
第一追補		3		
第二追補		25	13	1307
第十四改正日本薬局方	1328	38	17	
改正			1	
第一追補		46	11	
第二追補		39	10	1391
第十五改正日本薬局方	1483	103	11	
第一追補		90	6	
改正		1		
第二追補		106	1	1673
第十六改正日本薬局方	1764	106	15	
第一追補		77	4	
第二追補		60	1	1896

日本薬局方〜生薬品質の担保

　日本薬局方（日局方）は、医薬品の性状及び品質の適正化を図るため、厚生労働大臣が薬事・食品衛生審議会の意見を聴いて定めた医薬品の規格基準書です。

　日局方は1886（明治19）年に初版が発令されて以来改正を繰り返してきました。近年では5年に一度、大きな改正が行われており、2015年2月現在では第十六改正が公示されています。改正、追補のたびに収載品の追加や削除が行われており、その動向は医療現場におけるその医薬品の使用状況の変遷を反映しています。

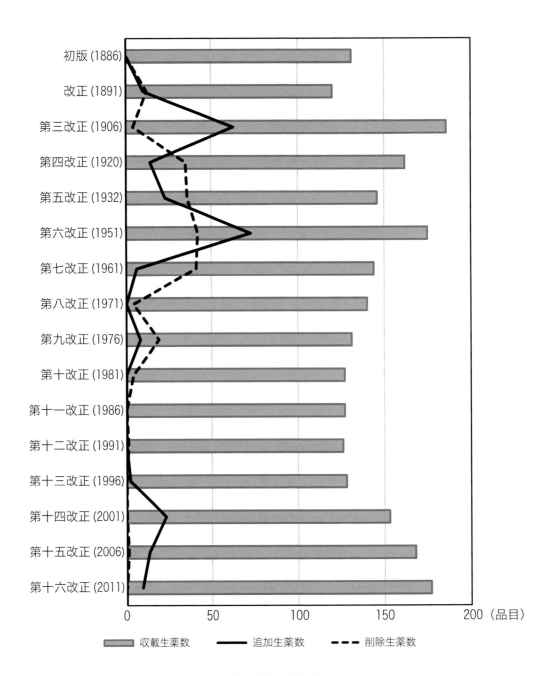

日本薬局方収載生薬品目の動向

　そこで我々は、医療現場における生薬の利用の変遷について考察するため、初版〜第十六改正日局方に収載歴のある生薬（以下、基本生薬）について、まずはそれぞれの収載及び削除時期についてデータ化しました。初版〜第十六改正日局方を精査した結果、基本生薬は計373種となりました。初版は明治初期に新しく導入された西洋薬の真偽判別並びに不良品鑑別技術の必要性から、当時のオランダ薬局方を軸にアメリカやドイツ等の薬局方を参考にして編纂されましたが、第二次世界大戦終戦を機に編纂された第六改正では実に収載医薬品の3分の1が新医薬品となるほどの大幅改正が加えられ、医療実践に即した形で和漢薬も多数収載されています。第十四改正以降、さらに多くの和漢薬が追加されており、より充実したものとなっていますが、これも近年の医療現場における漢方医学に対する需要の高まりを示していると考えられます。

IV. 資源植物学
：植物の恵みを資源に変えて

小山鐵夫・髙橋京子・田中伸幸

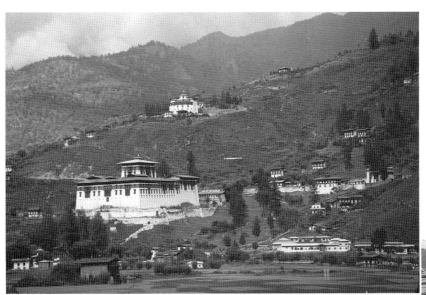

ブータン　パロのゾン（下）と博物館（上）

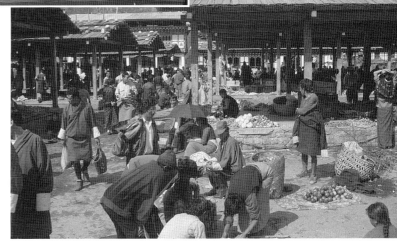

ブータンのサンデーマーケット

植物産業と資源植物学

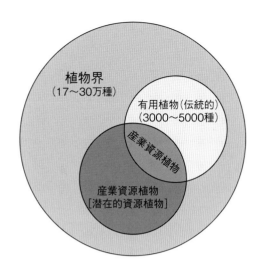

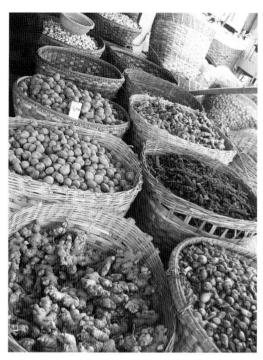

ミャンマーの市場で売られる農作物

資源植物学のカテゴリー

人類は植物に依存しており、植物なしでは生きていけません。主食材・副食材・食用油脂・スパイス・糖・家畜の飼料などの食物の主体は植物です。医療品・医薬品、家屋や家具・建材・染料などの化学品等々もすべて植物から作られます。植物産業とは、植物を材料資源として人間生活に必要な商品をつくる生産業です。

一般に工業資源のカテゴリゼーションとして、第一次資源とは自然に存在する地下資源です。鉄鉱石を例にすると、第二次資源は純鉄で、それを用いて加工されナイフや鉄道レールなどの商品ができます。植物資源にも資源という同様のカテゴリーが存在します。資源植物とは、現在用いている栽培植物やその他の有用植物、そして栽培植物を生み出したその野生原種やそれらに近縁の植物まで広く包含した植物群を指します。すなわち、産業における資源植物を要約すると以下のように、3つに大別できます。

1) 経済植物
   a) 開発経済植物、b) 開発中経済植物、
   c) 未開発経済植物
2) 栽培植物の原種
3) 栽培植物及びその原種の近縁関連植物

経済植物は、消費財の直接の原料植物で、さらに3つのタイプに分けられます。まず、開発経済植物は育種の進んだ栽培植物で、栽培型の品種が多く、品種は野性型とはっきり区別できます。広く栽培されている作物や果樹はこのカテゴリーに属します。次に、開発中経済植物は栽培型の品種は存在しますが、野生型との差が少なく、品種の育種は遅れておりその数は少数です。

資源植物の開発と利用の模式図に示すように、味噌・醤油、大豆油などの商品を作る原料のダイズは工業のカテゴリーで、第二次資源に相当します。栽培植物のダイズはツルマメというダイズの野生原種から導かれた人工的な植物で、ツルマメがダイズの第一次資源です。作物のダイズそのものが自然植生の中に生えているものではありません。同様に、現在広く植えられているサトウキビは、複数の原種が交雑された複雑な雑種です。この改良種には野生のワセオバナ属やススキ属の耐病性・耐冷性などの遺伝子が交雑によって組み込まれています。この遺伝子源としてのトキワススキ、ムラサキススキ、ワセオバナ自体は甘味料として直接使用されるものでないため有用植物ではありませんが、サトウキビの改良には遺伝子資源植物として重要です。すなわち、育種材料または潜在的資源植物のカテゴリーに分類されます。

Ⅳ. 資源植物学：植物の恵みを資源に変えて

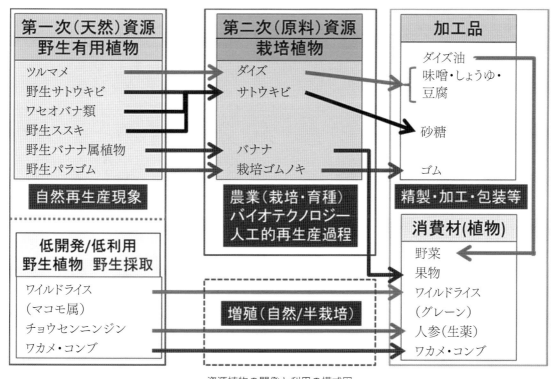

資源植物の開発と利用の模式図
小山鐵夫『資源植物学』より改変

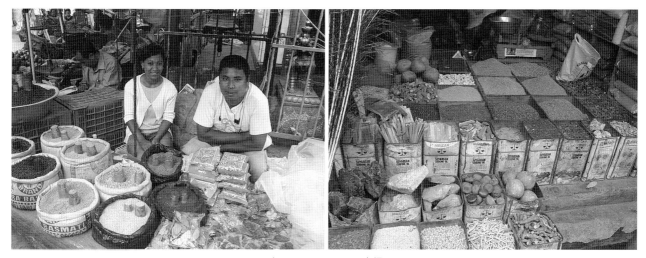

ネパールのアッサン市場
左：スパイス小売　右：アーユルヴェーダ生薬の薬店

　植物産業の資源の特質は、資源自体の再生産性・維持とその改良・多様化が可能であることです。しかし、これら植物資源の可能性は、資源の持続的利用開発（Sustainable Use and Development of Plant Resources）が大前提となります。植物産業の開発のためには、多様な資源植物とそれらの育種・加工などの開発技術の双方が共に重要です。

　現在もなお、原則的に野生採取に頼っている有用植物は、東洋の伝統医薬原料や南米インカの薬用植物の大部分及び東南アジアのスパイス類などが挙げられます。野生種から栽培型への作物化が事実上進んでおらず、形態的・生殖生理的にも野生種からほとんど変わらない状態の低開発の有用植物です。

アンデスは食用カンナの起源

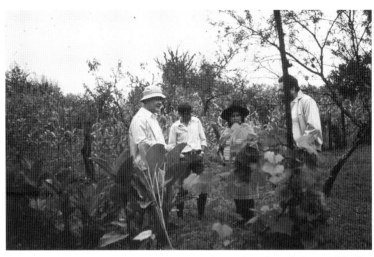

南米アルゼンチンフフイ農科大学・アウマダ教授（右端）と筆者小山（左端）

　有用植物は、古くから全世界で少なくとも3,000種以上のものが知られています。その中で普遍的に栽培されるに至った高度開発作物に発展した植物は150種以下のきわめて少数です。大半の有用植物は強い野性的性質を保持していて、栽培型に導き得るような形質を示す変異を起こしません。また、有用部分の生産量があまりにも小さく、農林産物として不適な場合や特殊な生態環境を要するために広く導入できない場合があります。人類の嗜好も主要な要因となりますが、バイオテクノロジーの進展により克服できる可能性が広がりつつあります。地域の在来種には作物化に取り残された有望種が多数存在しますが、その探索と開発に努めることが資源開発に重要です。

　著者（小山）が注目したデンプン植物の一つに台湾食用カンナ（通称）があります。食用カンナ（*Canna edulis* Ker.）は、南アメリカのアンデス地方原産のカンナ科の多年草です。アジアではインドネシア、インド北部、中国南部などに移入されています。原産地南米やアジアでは、根茎をデンプン食として食したり、加工して用いられています。1971年、台湾南投県の調査時に栽培されていることを確認し、台湾食用カンナの起源解明と資源植物学的観点から今に続く研究がスタートしました。第1回目のカンナ遺伝子源探査行は、1984年2月に南米アルゼンチンの北部、ボリビアとの国境近くで行いました。まず、500万点以上の植物標本を収めるニューヨーク植物園の標本庫から約2,000枚のカンナ類標本を抽出し、標本ラベルに記入された産地データからカンナの所在を突き止める作業を行い、種名や産地、採集時期、花期や花色、植物の丈、利用法、生育地の植生などの必要事項をノートに記録します。併せて産地を地図上に印をつけるマッピング（地図つくり）が、特定の目的のもとに行う植物探査行の欠かすことのできない最初のプロセスです。1986年5月には、三井カンナ・プロジェクトによるスリランカ、ペルー、タイ探査行を実施し、その後、多くの検討を経てカンナ研究は高知県をはじめ各地で進展しています。根茎の多くは沖縄・西表島の琉球大学農学部熱帯農学研究施設と石垣島にある農水省熱帯農業研究センター沖縄支所の2か所の圃場でも栽培し系統保存を図っています。

　食用カンナの特徴は、デンプン粒が巨大で、約130〜140μmにもなり、今まで世界で発見されている植物のどのデンプン粒よりも大きいものです。酵素による分解を受けにくいので、消化しにくい食品への応用が考えられます。また、非常に強壮な植物で、他の植物が育ちにくい環境にも適応できます。さらに、デンプン根の地中での位置や生態条件から植林の林床を利用栽培しても植林樹種の根をあまり傷めず、収穫が可能と考えられます。成長が非常に速く、収量が多いことは、将来のデンプン資源植物として有望です。将来デンプン用カンナの新品種を開発するには、食用カンナ *C. edulis*、その母種と推定される *C. indica* L.、及びアンデス地方に野生する関連種のすべての細胞分類学的研究が重要となります。

IV. 資源植物学：植物の恵みを資源に変えて

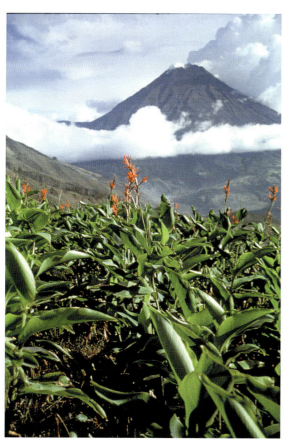

食用カンナの栽培地（Peru）写真提供：M. Hermann

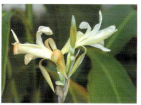
Canna liliiflora Warsz. *Ex* Planch.

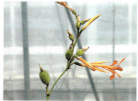
Canna tuerckheimii Kränzl.

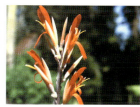
Canna discolor Lindl.

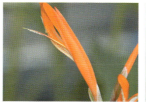
Canna paniculata Ruiz. & Pav.

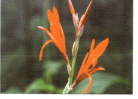
Canna indica L.

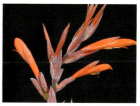
Canna jacobiniflora T. Koyama & Nb. Tanaka

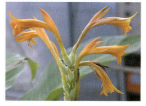
Canna jaegeriana Urb.

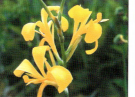
Canna glauca L.

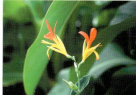
Canna patens Roscoe

南米原産のカンナの仲間

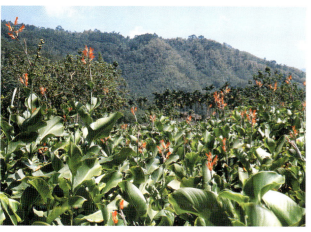

食用カンナの栽培地（台湾）

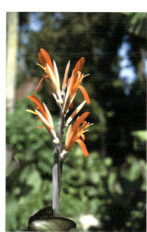

食用カンナの花

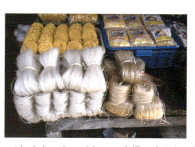

ベトナム・ホーチミンの市場で売られるカンナ麺（参考文献61）

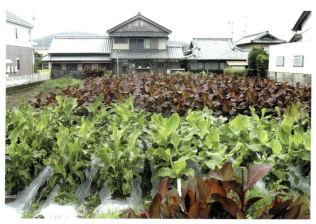

食用カンナの栽培実験地（日本・高知）

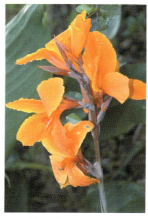

園芸植物「ハナカンナ」の花

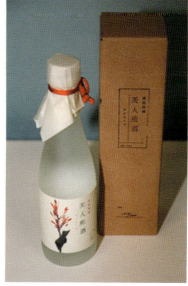

食用カンナの芋でできた焼酎（高知県）

野生植物や栽培作物の消失

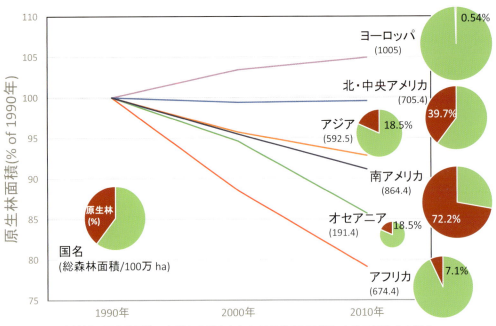

各地域の原生林面積の変遷と2010年における総森林面積に占める原生林の割合
世界森林資源評価2010（Global Forest Resources Assessment 2010: FRA2010）より改変（円グラフの大きさは総森林面積の大きさを示す）

野生植物の喪失

野生植物は生育地である自然の生態系の破壊により失われます。近年の急速な工業化・文明の進歩と加速する人口増加が自然破壊をより加速しています。1959年に地球の陸地全体の約4分の1が森林に覆われていました。1980年に、米国国務省が20年後の森林消滅を予測したデータが報告されています。表に示す1978年当時の森林伐採率で推移すると、2000年には森林は陸地全体の6分の1しか残らない計算になります。

一方、1990年から2010年の世界森林資源評価（FOOD & AGRICULTURE ORGANIZATION OF THE UNITED NATIONS、2010）による各地域の総森林面積に対する原生林面積の変遷をみると、1990年からの20年間で原生林面積の喪失率は10～20％と次第に減少しています。原生林は人間の手が目に見える形で加わっておらず、生態系が著しく乱されていない、在来樹種が植生する森林を意味し、特に熱帯湿森林は多様な生物が生息しています。北米及び中米の2010年の森林面積は、2000年からほぼ変化してないと推定されます。欧州の森林面積は引き続き増えているものの、その伸びは1990年代に比べ鈍化しています。中国は大規模に新規植林に力を注いでいますが、南アジアや東南アジアの多くの国々における森林の消失率は依然として高い値で推移しています。

アジアは90年代が純減であったのに対し、2000～2010年に主として農用地転換による熱帯林の減少は低下傾向にあるところや未だ高値で推移しているところがあります。その喪失が著しいところは主に熱帯ですが、そこは植物のインベントリー調査が最も遅れている地域です。多くの未知植物が存在するといわれていますが、急速な植物喪失により、人類の生活に利用する前に、そしてその存在すら知られていないうちに絶滅してしまう植物も多いと考えられます。

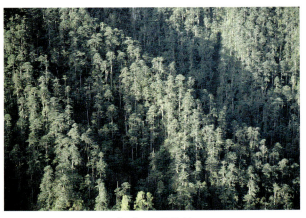

ブータン　原生林

Ⅳ. 資源植物学：植物の恵みを資源に変えて

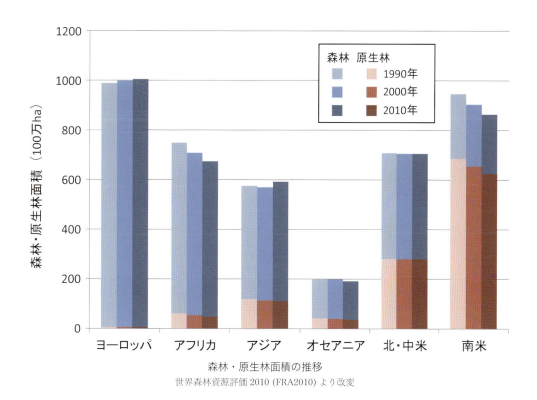

森林・原生林面積の推移
世界森林資源評価 2010 (FRA2010) より改変

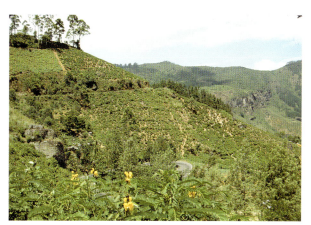

ブータンの水田（アカゴメ・シロゴメ）風景　　　　スリランカ　ヌアラェリア紅茶栽培地

栽培作物の消失

　世界の広範な地域で栽培される作物を主要作物（Major Crops）といいます。コムギ、イネ、トウモロコシなどの穀類、野菜のトマト、キャベツ、ジャガイモ等があります。広域に栽培される同じ作物でも、栽培域の中で異なった変異が選抜、固定された例が多く、地域によって形質の違ったものが見られます。大根の場合、鹿児島の巨大な桜島大根、岐阜の細長い守口大根、小型でも辛い東京の亀戸大根など日本各地でたくさんの品種に分化しており、これら地方色豊かな品種を地方品種といいます。地方品種は、長年土地の独特な環境下で培われた優秀な形質、特に、耐病性、耐環境要因などの特性を有しており、作物の改良や多様化に非常に重要な遺伝子源となります。

　狭い地域で栽培される特有な地方品種に対し、単一作物（モノクロップ：Monocrop、普通品種）は、同一品種を広大な地域で栽培します。農水省などの奨励品種に単一種が多く、大手種苗会社から量産された種子も多く導入されます。単一作物になりうる品種は一般に栽培しやすく、収量も多いなどの農業にとって好ましい形質が盛り込まれるため、近年、農家では普及品種のみ植え、大切な地方品種は消滅の方向にあります。今や主要作物について、地方品種を早くインベントリーしてそれらの種子を遺伝子源として保存すべき事態に直面しているのです。

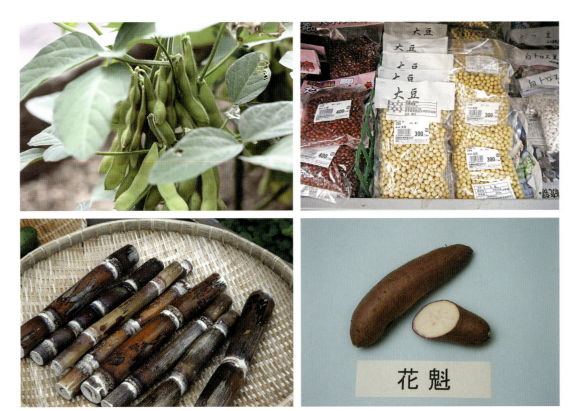

上左：エダマメの果実　上右：大豆・豆類（奈良県農作物市場・道の駅）
下左：サトウキビの茎（食用）　下右：サツマイモの在来品種「花魁（オイラン）」

単一作物化の危険性

　作物の地方品種やマイナークロップの遺伝子資源の消失の原因の一つが作物の単一化にあります。作物の単一化は農業の工業化をもたらします。単一化の主流であるF1種子（雑種第一世代）は植えたその年には均一な高収量をもたらします。しかし、翌年その種子（F2）を採り播きした場合には、形質が固定されていないため、収量は急激に落ち込み、親の形質が混ざって発現し、商品になりません。それ故、農家は毎年業者から種子を買わねばならないのです。単一作物化とは、同じ遺伝子を具えた同じ品種を広い地域に画一化することなので、もし異常気象や予期しない病虫害などが発生してその単一品種が抵抗性を失った時には、広大な地域の作物全体が一斉に被害を受けることになります。現実に、1970年米国でF1トウモロコシに葉枯れ病が発生し、ミネソタ州やイリノイ州では収穫が半減しました。また、1981年頃台湾全島でパパイヤに病害が発生し、大きく美味なパパイヤの大半が台湾から消失しました。単一作物化は、こうした様々な危険を孕んでいます。目に見える被害以上に深刻な事態は作物の遺伝子侵蝕です。

　このように、植物には非常に大きな生物多様性（Biodiversity）が存在します。植物は無機物から有機物を作る地球上で唯一の存在で、医薬品の成分・ビタミン・炭水化物・油脂など多様な有機物を合成し、人類に貢献してきました。更に従来育種法やバイオ技術の応用により人類は植物を利用しやすいように変えることができます。そのためには広範囲の遺伝子資源が不可欠で、巨大な育種母集団を必要としますが、その規模が植物産業の将来性と発展性に直結します。しかし、一方では地球上の人口増加や開発のため、植物自体が消失し始めています。

　資源小国において日本植物産業の発展を考えるとき、どんなにバイオテクノロジーが進歩しても、その材料（資源）の植物がなければバイオ技術は全く役に立ちません。逆に遺伝子資源（育種材料）としての植物を有効に、迅速に、かつ広汎に確保し、優秀な作物を開発し、その権利を持てば、広い地域の作物産業をコントロールすることができます。そういう優秀品種の生殖質（種子や苗）を開発することが種子戦略です。また、医薬品や化学品についても植物の有効成分（生理活性物質）を早く見出し、その利用法特許などの権利を確立し、有用植物開発利用の権利を専有することもまた植物戦略なのです。

Ⅳ. 資源植物学：植物の恵みを資源に変えて

資源ナショナリズム

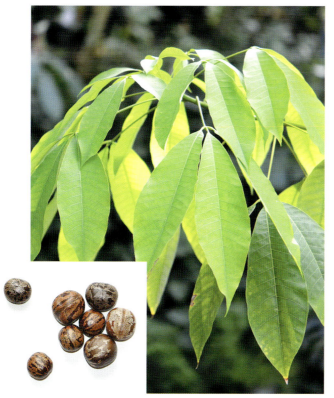
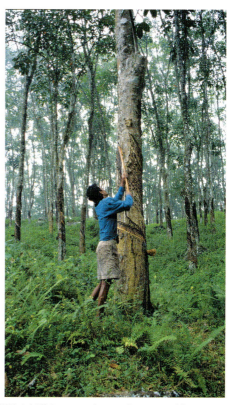

左：パラゴムノキの種子　中：パラゴムノキの葉　右：パラゴムノキの樹液を採集しているところ（スリランカ）

　植物を豊富に持つ国々が自国の将来の植物産業立国達成のために、自国にある植物資源（植物の遺伝子）の国外持ち出しを法律で規制または禁止するという強い植物資源独占政策が植物資源ナショナリズムです。鉄や石油などのような工業材料資源が地球上で比較的広く分布しているのに反して、植物産業の資源は非常に地域性が濃く、局在的に分布しています。さらに、重要な作物の大半は原産地以外の地域で産業化されています。

　天然ゴムの原料植物であるパラゴムはブラジルのアマゾン河中流地域にのみ自生していて、その他の地域には代替種さえも見られません。それでゴムは当初ブラジルの独占的地域生産物としてブラジルのゴム産業を繁栄させました。1876年、英国がパラゴムノキのマレー半島への導入に成功して以来、ブラジルのゴムの生産は1910年のピークを最後に、原産地でのゴムの葉枯れ病の存在も手伝って衰退しました。世界の天然ゴム生産は英国の手に渡り、マレー地方でその93％を生産するに至っています。すなわち、英国ではブラジルからパラゴムノキという資源を獲得することにより、自国の植民地でゴム産業立国を成し遂げたのです。同様のことが、コーヒーや茶についてもいえます。果物の市場においても、世界総生産量の約50％を占める米国産のグレープフルーツやニュージーランド産キウイの産業化は中国の植物資源がもとになっています。

　植物産業資源大国は「南」の発展途上国にあるのに対し、「北」の開発国は「南」の植物資源を使って植物産業を興し、利益を得てきたのですから、「南」の植物資源大国に、今植物資源のナショナリズムが台頭するのは当然です。植物の国外への持ち出しを禁止する国はブラジルをはじめ、中国、ペルー、インドネシアなど多数を数え、「北」の開発国では産業資源植物の入手がますます困難になりつつあります。すでに植物探査収集の長い歴史を通じて自国内に大型の植物遺伝子プールやインベントリーを持つ英国や米国は別格です。日本は先進国のなかでも植物データのもっとも乏しい国です。今までに植物遺伝子資源の導入はおろか基礎的なインベントリーのデータも持たず、ノウハウや人材にも乏しい日本の現況を変える、根本的かつ早急な対策が必要です。

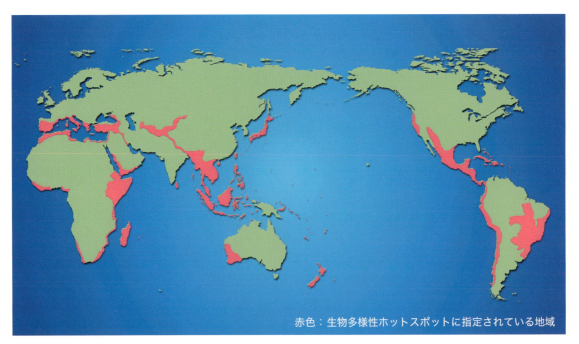

赤色:生物多様性ホットスポットに指定されている地域

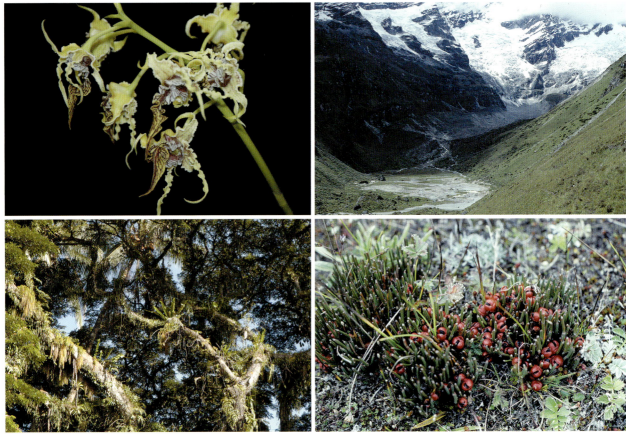

左:ソロモン諸島(上:*Dendrobium spectabile* (Blume) Miq. 下:植物多様性の高い熱帯林)
右:ブータン(上:氷河末端と高層湿原 下:*Ephedra gerardiana* Wall.)

生物多様性ホットスポット

　生物多様性ホットスポットとは、地球上で固有種の割合が高く生物多様性が豊富であるにもかかわらず、環境の破壊が進んでおり、早急に保全を行う必要がある地域のことで、35か所の地域が指定されています。牧野植物園が研究活動を行っているミャンマーやソロモン諸島は東メラネシア諸島ホットスポットに含まれています。日本も固有種が多く、ホットスポットに指定されています。

東アジア・北米隔離分布と生薬基原種の多様化研究

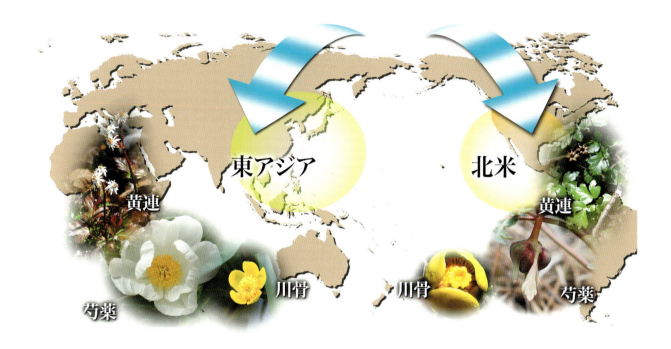

　ある植物が分化発生した瞬間には、その植物の分布は1点です。以後、その植物は種子や栄養体によって繁殖していくため、分布域は次第に広がります。仮に地球上の環境が均一であれば、その植物の分布域は時間と共に同心円状に広がっていくという理論があります。しかし、現実には地域により気候条件、土壌要因・地形などの環境が複雑に異なるため、植物の分布域は不定形になります。また、植物が長い地史学的時間に移動し、発生した地点（起源中心）には存在せず、分布域が起源地を外れていることもあります。植物の分布域が一続きでなく、不連続となった地域例として、東アジア北米不連続分布という分布型があります。

　薬用植物のチョウセンニンジン（朝鮮人参、高麗人参、オタネニンジン）は、中国東北部から沿海州、朝鮮半島にかけて分布しています。その近縁種として、日本にはトチバニンジン（チクセツニンジン）があり、他に中国の長江流域以南、四川省、雲南省、ヒマラヤにかけて4種余りの近縁種がアジアに生息します。一方、チョウセンニンジンにきわめて近い植物 *Panax quinquefolium* が北米東部のカナダ・ケベック州、アメリカのメーン州からアパラチア山脈を中心に分布しています。1871年、カナダの宣教師が発見したこの植物はチョウセンニンジンと同様に顕著な薬効があり、中国人の間で「洋蔘・花旗蔘」として繁用され、大量にアジアに輸出されています。

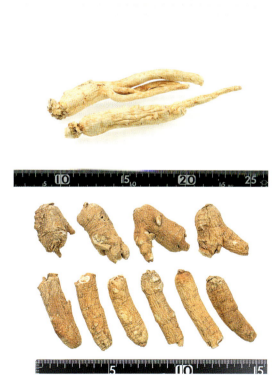

上：チョウセンニンジン（オタネニンジン・白参, *Panax ginseng*）
下：洋参（呼称：アメリカ人参・広東人参・西洋人参 *P. quinquefolium*）

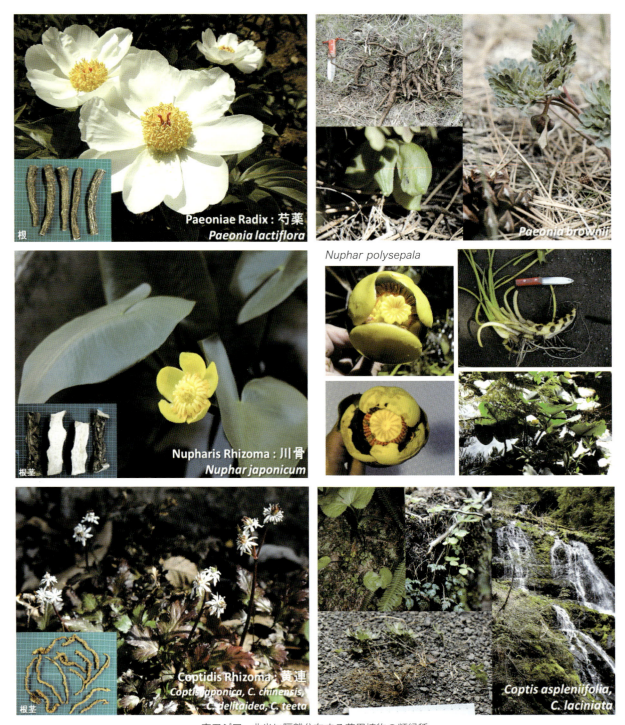

東アジア・北米に隔離分布する薬用植物の類縁種
左・上中下：東アジア産の生薬基原植物　右・上中下：北米に分布する類縁種

　チョウセンニンジン属は、第三紀にベーリング海北辺地域で分化した植物と考えられています。当時、旧ソ連東端のチュクチ半島とアラスカが地続きであり、チョウセンニンジンの祖型はこの地域で発生しました。その後、氷河期に入り、この地方が寒くなるにつれて、チョウセンニンジンは分布域を南に移しますが、太平洋のため分布域が東アジアと北米に二分されてしまったのです。北米もその後大部分が氷蝕され、チョウセンニンジンは氷蝕を免れた北米東部に孤立した形になりました。長い地史的時間経過の間に、チョウセンニンジンの祖型は、それぞれの地域の環境条件に応じた別の形に分化したため、現在のように2つの別種になったと考えられ、両者は親戚関係（近縁種）の植物です。この他、東洋の薬用植物の近縁種が北米に見いだされる例は非常に多くあり、現在、北米に分布することが判明している薬用植物は、キク科、アカネ科、ノウゼンカズラ科、シソ科、リンドウ科、ツツジ科、イチヤクソウ科、セリ科、ウコギ科、ヒメハギ科、マメ科、バラ科、ケシ科、キンポウゲ科、ユリ科などがあげられます。

Ⅴ．22世紀の薬草政策につなぐ今
：生薬国産化のキーテクノロジー

髙橋京子・後藤一寿・姜東孝・小山鐵夫
髙浦佳代子・三谷和男・合田幸広・手塚隆久

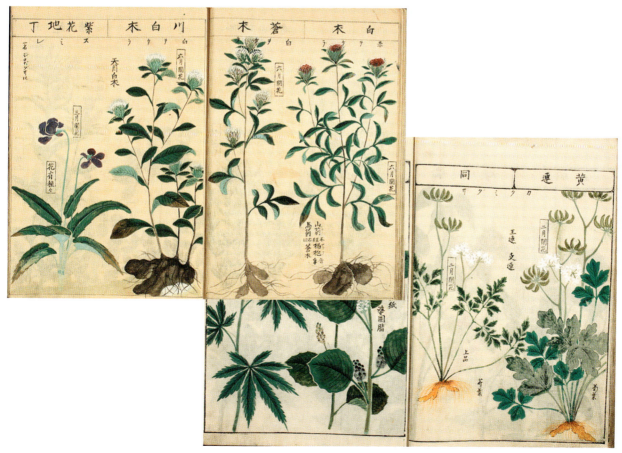

上：「松山本草」草下 35・36 頁　下：同草上 35・36 頁

植物多様性が支える漢方薬の未来
〜学術シンポジウム「医・薬・理・農学の共創的連携：22世紀の薬草政策につなぐ今」より

　漢方薬原料である生薬の基原種は、その大半を野生植物に依存しているため、自然破壊の加速による急速な植物種の消失により、維持と安定供給が危惧されています。市場のグローバル化のもと、資源小国・日本は使用生薬の絶対量不足が自明で、漢方薬産業は終焉に達する危険を孕んでいます。さらに生薬資源に対する生物多様性条約関連の法規制は①遺伝子資源の利用、②薬効や有効性などに関する情報を包含する伝統知識の利用の両方が対象となり、研究や産業の発展を阻む事象（資源ナショナリズム：資源国による資源独占政策）が顕在化しているのです。

　薬用植物の栽培化は不可欠ですが、常法では育種が困難な植物も多く、予備役となる潜在資源確保には広い視点が必要です。収益性と生態的持続性を満足する資源植物栽培には、新品種薬種の栽培型開発に活用できる潜在的資源植物の多様化を意図せねばなりません。また、自然環境保全や生薬の安全性・有効性を担保できる品質の標準化には、国際連携を強め、生薬を国内で確保・供給できるシステムの実用化が求められます。従来の医薬学、理学、農学による相互接点が欠落している非現実的な縦割り研究から脱却した共創的連携こそが、国産薬種殖産の鍵となります。

　共創とは「共に創る」という考え方で、異なる背景を持つ人が「場」を共有して持続的な創造活動をすることです。それぞれの主体が同じ「場」で共通の戦略や目的・目標を持ち、それぞれの強みを活かした連携による価値創造がインタラクティブな関係で生じやすいと考えられます。すでに農研機構では、農業と食品産業をつなぐ共創的連携のビジネスモデルを展開しています。農業と漢方産業をつなぐことができれば生薬国産化、さらに自給率向上へと発展できると考えます。そこで、大阪大学総合学術博物館主催、森野旧薬園、高知県立牧野植物園共催、農研機構　中央農業総合研究センターを中心とした協力により、2014年6月14日に開催した学術シンポジウム「医・薬・理・農学の共創的連携：22世紀の薬草政策につなぐ今」において、「共創」の考え方を導入して議論しました。それは、異種の学術領域と漢方産業が連携することにより発生する効果や恩恵を、生産者と共に享受し産業として成長できるビジネスモデルの構築です。すなわち、薬食同源を謳い、自然環境保全や生薬の安全・有効性を担保できる品質に関する国際連携を強め、生薬を国内で確保・供給できるシステムの実用化を目指すものです。

　このあとの各章では、農研機構の新品種活用型の農商工連携の事例を説明し、学術シンポジウムの議論から見えてくる成果と課題を発信します。各シンポジストの専門は、医・薬・理・農学と異なりますが、漢方医学・漢方薬の意義とその重要性を深く理解し、日本の未来医療に欠くべからざる医薬品として継続的活用を切望しています。本機会が各研究をつなぐプラットフォームとなれば幸甚です。

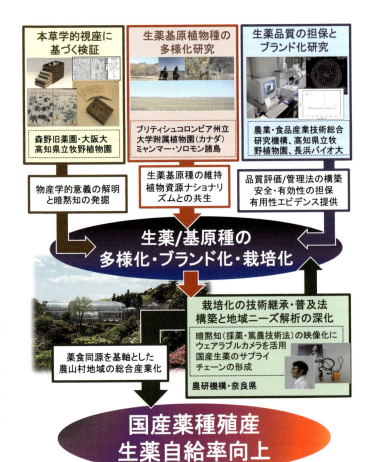

共創的連携研究概念図「22世紀の薬草政策」

農学からの提案〜品種育成から産業化まで

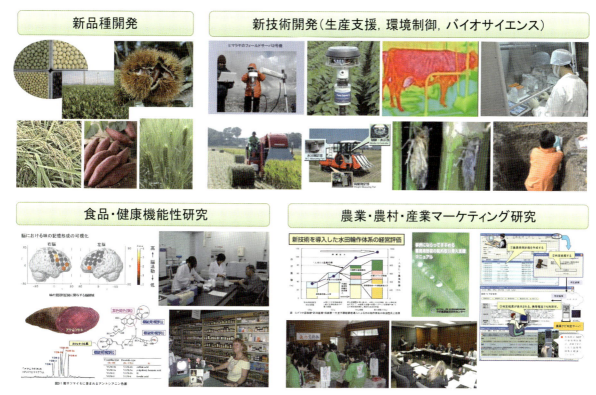

農業・食品産業技術総合研究機構（農研機構）の開発・研究の概略

農業・食品産業技術総合研究機構

　農業・食品産業技術総合研究機構（農研機構）は平成13年に農林水産省から独立した研究機関（旧農林水産省農業試験場）です。現在は14の研究所を全国に配置をしており、茨城県つくば市の本部には作物、花卉、果樹、畜産草地、動物衛生、農村工学、食品等の専門研究所と中央農業総合研究センターがあります。

　農研機構は日本の農と食に関する研究開発を行う中核的な機関です。農研機構の重要なミッションの一つに新品種の育成と産業化の支援があります。これまでに育成された有名な品種では、リンゴの「ふじ」、梨の「豊水」「幸水」、サツマイモの「ベニアズマ」、いも焼酎の原料のサツマイモ「コガネセンガン」などがあります。農研機構は食料・農業・農村の研究を通して、強い農業と豊かな食生活の実現を目指しています。農研機構では品種育成から産業化までの研究を、大学や企業、行政機関と共創的に連携しながら実施しています。新品種や新技術の開発、食品と健康機能性研究、農業・農村産業マーケティングの分野から効果的に研究開発を行っています。

　農研機構では、研究成果の社会実装を最も重要視しています。研究成果を農業・食品産業分野の皆様に活用して頂き、迅速に消費者の方に優れた研究成果が還元される事を目指しているためです。たとえば、優れた研究成果を発表しても、それらの技術が活用されなければ意味がありません。研究成果は活用されて初めて活きるものですので、食の農に関係する各分野の研究者が健康的で豊かな食生活の実現を目指して、連携しながら研究を進めています。さらに、農研機構の大きなミッションとして、以下の6つを実施しています。すなわち、①食料の安定供給のための研究、②温暖化といった地球規模の課題に対応する研究、③新需要創出のための研究、④地域資源活用のための研究、⑤原発事故対応のための研究、⑥農業機械化の促進に関する研究です。これらの大きなミッションに対応するため、約1,500名の農学、理学、農業経済学といった専門家が連携し、研究を行っています。

　日本の食と農の未来を科学する農研機構の知見は、本書の対象とする薬用作物の経済栽培に向けた活動においてもさまざまな分野で貢献できることでしょう。

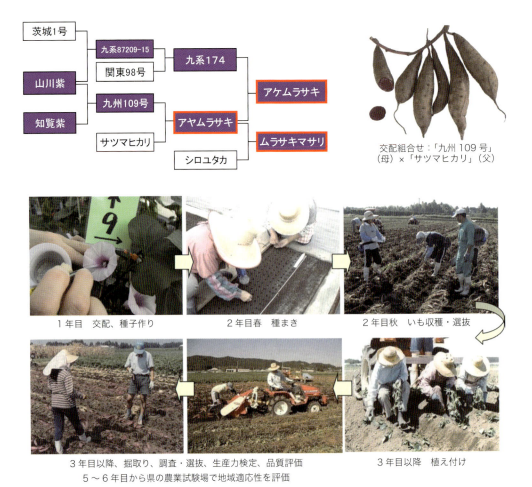

紫サツマイモの新品種育成

紫サツマイモの新品種育成と商品展開

品種育成から産業化の流れは、①品種育成、②栽培研究、③機能性成分分析、④機能性・安全性の検証、⑤マーケティングリサーチ、⑥産地化・商品化支援、⑦地域経済波及効果の検証にまとめられます。

農研機構で開発した紫サツマイモの事例で説明します。紫サツマイモはアントシアニンを豊富に含むサツマイモで主に宮崎県、鹿児島県で栽培されています。品種の育成は育種資源から交配を繰り返して新品種を作る作業で、一つの品種を作るのに約10年の歳月を要します。サツマイモは本州では花を咲かせないため、接木の原理で同じ科のアサガオにサツマイモを接ぎ、その中で花粉を採って花を咲かせて新しい世代を作り出していきます。色素メーカーからの要請により色素の濃いサツマイモを育種する事が誕生のきっかけでした。在来種の山川紫などとの交配を重ね、1995年に世界で初めて色素用の紫サツマイモが育成されました。この紫サツマイモにはさまざまな健康効果が見出され、紫サツマイモブームを巻き起こしました。

商品展開の面では、紫サツマイモの加工利用研究を進め、100％ジュースの製造に成功しました。この製法特許を活かして、サツマイモが野菜ジュースの原料に使われるようになりました。また、紫サツマイモを原料とした焼酎も開発され、ワインを髣髴とさせる芳醇な香りが人気を集めています。

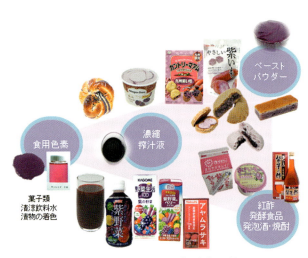

紫サツマイモのさまざまな加工品

生薬自給率向上を実現するには～薬用植物生産の課題

①国内ニーズの解析
②育種家・篤農家の技術継承
③生産者の育成
④国内品種の育成
⑤栽培技術研究
⑥国内生薬サプライチェーンの確立
⑦政策的支援
⑧技術開発の学際的融合

薬用植物生産の課題

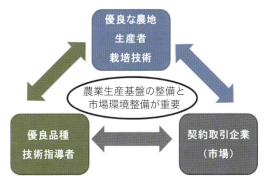

薬用植物生産の必要条件

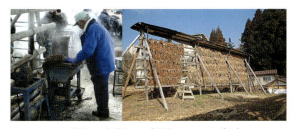

大和当帰の生産加工（湯揉み・ハサガケ）

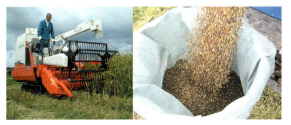

ハトムギ（「あきしずく」の収穫）

「生薬自給率向上と6次産業化」の観点から、薬用植物生産の課題を①～⑧にまとめました（左上図）。まず、国内でどういう薬用植物・生薬が求められているかといったニーズ解析です。次に、育種家・篤農家の技術継承です。伝統的な国産生薬の生産者が守る種と栽培のノウハウをきちんと次世代に継承しなければなりません。薬用作物の国産化を進めるためには、次世代の生産者を育成し、国内品種を育成し、栽培技術の研究とマニュアル化を進めていく必要があります。これらは農業にも共通する重要なポイントです。さらに国産生薬のサプライチェーン、流通過程を整備していくことです。さらに、効果的な生産者の育成のためには、生産物の価格補填といった政策的支援も必要です。最後は技術開発での学際的融合です。医薬学、農学・農業経済学、理学などの各専門家がタッグを組んで研究開発を進める必要があります。

生薬生産の推進について、農業の基盤である生産者、農地、技術の状況を理解しなければなりませんが、生薬生産についてはほとんど経験者がいない状況です。生薬生産に興味を持つ農家の方が増えていますが、栽培方法や種苗の入手、農薬の不備と生産現場に直面する課題が山積しています。

薬用植物と農作物の違いを整理すると、次の8点になります。すなわち、①栽培期間の違い：薬用植物は1作の栽培期間が長く、圃場の利用効率が悪いことです。人参・芍薬・大黄は5年、甘草3年、当帰2年と、長期間、畑をふさいでしまう状況になります。②種苗の入手が困難：栽培用の正しい種類の種苗入手先がかぎられており、一般の種苗会社から購入することができません。③使用できる登録農薬がほとんど無い：農薬取締法上、マイナークロップと同様に農薬類の使用がかなり制限されています。④農業機械がほとんど無い：農業機械の活用が遅れており、生薬の特性に応じた播種や収穫等の専用機械の開発が必要です。⑤乾燥調製作業に手間がかかる：生薬は収穫後、加工（主に乾燥）工程が必要になります。⑥販路が不明：流通について農作物のように市場がなく、販路はメーカー（製薬、化粧品、健康食品等）や生薬問屋との直接取引が主となります。⑦経済性に不安がのこる：健康保険適用の医薬品原料になった場合、薬価が公定価格として定められているため、採算性が難しい面があります。⑧栽培や加工方法が複雑：日覆の必要な薬種や、より煩雑な加工法が必要なものもあります。これらの課題を検討しつつ、生薬国産化にチャレンジすることが重要です。

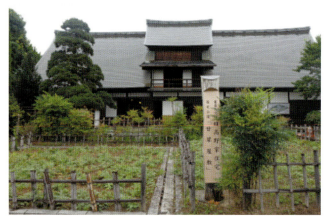

薬用植物を用いた6次産業化

①食品としての用途開発

②薬膳メニューの開発

③観光事業との連携

④契約栽培による安定生産

⑤薬用植物普及拡大のためのコンソーシアム形成
（下記イメージ図参照）

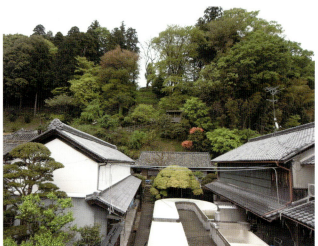

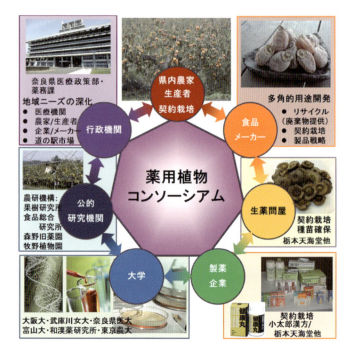

観光事業との連携
上：甘草屋敷（旧高野家住宅）八代将軍吉宗の時代に薬用植物の甘草を栽培して幕府に納めていたことから「甘草屋敷」と呼ばれている．下：森野旧薬園（II章参照）葛粉製造用沈殿槽から旧薬園台地を望む．

薬用作物を活用した6次産業化の可能性

　生産上の課題が多い薬用植物ですが、薬用植物を用いた6次産業化を進めることで、より高い付加価値を得る可能性も残っています。たとえば食品としての用途開発、薬膳メニューの開発、観光事業との連携、契約栽培による安定生産などです。そしてこれらの6次産業化を進めるためには、関係者が集まってコンソーシアムを形成し効果的に進めることが重要です。

　一般に薬食同源と言われますが、薬に使える植物、薬にしか使ってはいけない植物が厚生労働省で細かく規定されています。その中に明らか食品「医薬品的効能効果を標ぼうしない限り医薬品と判断しない成分本質（原材料）リスト」が公表されています。これはこの植物にはこういう効果がありますと言わなければ食品として使用してかまわないというリストです。また、「専ら医薬品として使用される成分本質（原材料）リスト」は薬品原料としての流通しか認められない、つまり食品として流通が認められないものです。これらの規定に抵触しない範囲で食品としての用途開発や、薬膳料理を提供すればよいのです。食品としての展開を視野に入れて薬用植物生産を考えると、6次産業化の可能性が大きく広がります。江戸期を中心に歴史的なストーリーも多い薬用作物などは、薬用作物ゆかりの地で観光メニューを開発し、薬膳料理を提供するといった展開も考えられます。いずれにしても、薬用作物の活用場面を考え、生産者、生薬原料メーカー等のマッチングを図っていくことが重要です。

Ⅴ．22世紀の薬草政策につなぐ今：生薬国産化のキーテクノロジー

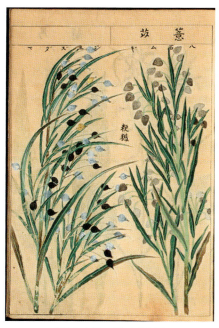

「松山本草」草下 22 頁

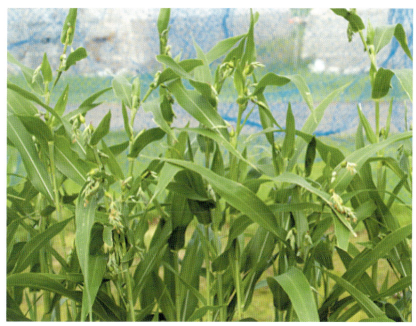

ハトムギ（地上部と果実）

薬食同源～ハトムギとヨクイニン

ジュズダマ *Coix lachrymajobi* L. は東南アジア原産の大型多年草で食用にせず、果実を装飾品として用いる民族がいます。ハトムギ *Coix lachrymajobi* L. subsp. *mayuen* T. Koyama はジュズダマの栽培種で、インド、東アジア、中国南部では食用及び薬用として植えられています。トウモロコシに近縁なイネ科作物で、ジュズダマとは種が同じであり、容易に交雑します。ヨクイニン（薏苡仁）はハトムギの種皮を除いた成熟種子を乾燥したもので、主な薬効は滋養・強壮・いぼとり・皮膚の荒れに用いられます。最近ではハトムギ茶や雑穀米として需要が伸びており、身近な食品になりつつあります。

ハトムギの品質育成

ハトムギの品種改良には、育種素材となる遺伝子資源が必要です。現在、日本での在来品種は 20 点程度で非常に少ないので、海外からの遺伝子資源を導入して評価することが品種育成にとって重要になっています。

かつてハトムギは「岡山在来」や「中里在来」などの在来種を主に栽培していましたが、収穫が遅くなり霜の被害を受けやすく、背丈が高く、栽培しにくいなどの問題があったため、早く収穫でき背丈の低い栽培しやすい品種育成が行われました。育種の目標は栽培のしやすさと収量の多さで、これらの特性を持つ母木を交配する系統育種法により「あきしずく」が誕生しました。

「あきしずく」の特徴

「あきしずく」は、韓国からの導入品種「光州」を母本、岡山在来の短稈突然変異系統を父本にして交配し、系統育種法で選抜、固定を図って育成されまし

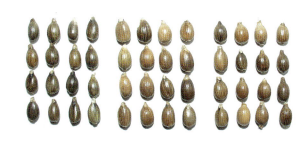

「あきしずく」の穀実
（左：あきしずく　中：はとひかり　右：岡山在来）

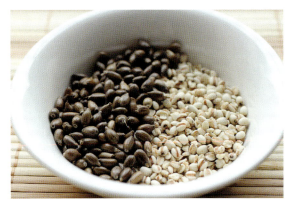

ハトムギ(左)とヨクイニン(右)

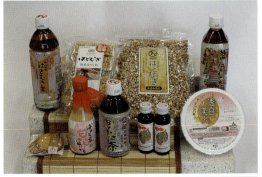

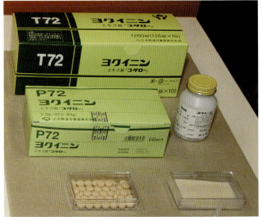

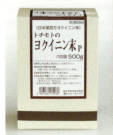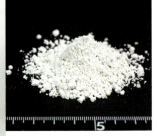

上:ハトムギ加工食品
中:医薬品(錠剤・細粒)
下:ヨクイニン末

た。その熟期は中生(早生と晩生の中間)で、関東以西の広い範囲で栽培できます。草丈はやや短めで、耐倒伏性が強く、葉枯病抵抗性が比較的強い特徴を有しています。脱粒性が改善されているので、完熟してから収穫できます。焙煎粒の艶や色揃いが良く、製茶加工適性も優れています。

ハトムギ産地の品種選定は産地自身が実施するため、厳しい評価をされますが、高評価であれば新品種導入への体制は迅速に整います。栽培面積・生産量は近年増加に転じており、その要因として、①ハトムギを含む雑穀類の機能性食品としての利用拡大、②輸入農産物の残留農薬問題の多発による国産ハトムギの実需志向、③ペットボトル飲料タイプのハトムギ茶の商品化、④2004(平成16)年度から始まった米政策改革実施、などが考えられます。2011年において、「あきしずく」は国産ハトムギ生産量の約7割を占めています。

ハトムギの利用

ハトムギはペットボトル茶、雑穀米の利用の他、お菓子などにも利用され、生産者が自ら販売する6次産業化が進められています。

ハトムギの輸入は和漢薬メーカーや漢方生薬・穀物・加工食品などの輸出入関連事業者が行っていますが、通関後の原料の仕向け先や用途の詳細は、多様な管轄領域にわたるため、状況把握は容易ではありません。一方、国産ハトムギについては、過半数が産地とその近隣地域で加工・消費されていると考えられます。長年産地化に取り組んできた岩手県や栃木県で栽培面積が大きく増加し、新たに富山県や島根県がハトムギを重点作物に位置づけ、地域一丸となった振興を推進しています。

生薬・ヨクイニン(薏苡仁)

薏苡仁は「神農本草経」の上品に収載されている生薬で、「筋肉の引きつりや屈折困難、風痺や湿痺の病を治し、気を下す」とされ、麻杏薏甘湯や薏苡仁湯などの漢方薬に配合されています。主な薬能に、筋けいれんを抑制し、疼痛を鎮め、利尿作用で浮腫を軽減する作用があり、臨床では関節痛や神経痛に活用されています。医療用及び一般医薬品として用いられています。

また薏苡仁は、江戸時代より民間薬的にイボ取りに用いられますが、これは日本で見出された効果です。近年では、美肌作用や抗腫瘍作用が注目され、特に、薏苡仁及びヨクイニンエキスの疣贅(ユウゼイ:イボ)に対する有効な作用の根拠となる報告が多数あります。

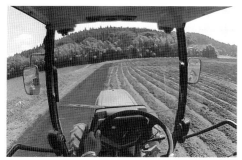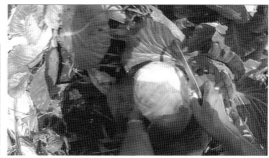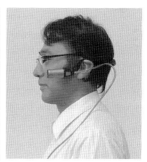

ウェアラブルカメラの装着例と撮影映像

ウェアラブルカメラの活用による知の映像化 〜篤農技術の継承

篤農技術とは

　農業において、長年の経験や勘に基づく優れた農業生産技術を持つ生産者の事を「篤農家」と呼び、彼らの技術を「篤農技術」と呼んでいます。それは優れた農産物の栽培を作物との対話により実現したり、「雨の匂いがする」など空気の匂いや空の色を見て天候を予測したり、土の味や香りで土壌の状態を把握するなど言葉では表現できないような経験や知識が高い農業生産性を生んでいます。近年、高齢化の波に押され、この篤農技術が失われようとしています。熟練の職人や農業生産者が持っている技や知識の事を「暗黙知」と言いますが、この暗黙知を誰にでもわかる知識（形式知）として継承することが求められています。そこで誰でも見ればわかる映像として記録するため、最新の映像技術「ウェアラブルカメラ」を活用して映像マニュアルの制作に挑戦しています。

ウェアラブルカメラの活用による知の映像化

　篤農技術を持つ篤農家の技術を最新の映像記録技術を用いて撮影し、視覚的なマニュアルを作成することを試みました。近年テレビ番組などで、体験者が小型カメラを付け、自らの視野映像を撮影し、視聴者が疑似体験できる視聴効果を狙った撮影方法が用いられています。撮影は使用するカメラの軽量化、高性能化、高画質化により実現可能で、ウェアラブルカメラとして複数のメーカーから製品が発売されています。

　図は技術継承研究で実際にテストしたウェアラブルカメラで、いずれも市販されており入手可能です。実際にテストを進める上で、作業者の意見などを参考にカメラ選定の基準として、以下の条件を設定しました。

　①軽量／②防水仕様／③広角撮影が可能／④高画質／⑤高音質記録が可能／⑥手ぶれ補正機能／⑦操作が簡単／⑧長時間記録が可能／⑨交換式バッテリー、マイクロSDカードなどのメディアに記録が可能／⑩防水リモコン／⑪映像確認ビュワーの設置

　これらの条件は、自然を相手に作業をする農業者の作業環境を考えると、防水性・簡易操作性などの機能が必要不可欠となります。さらに、剪定などの作業は視認性を良くするため頭部の機敏な動きを伴う農作業であり、カメラのぶれが想定されるため手ぶれ補正機能が求められます。また、熟練の技をもつ篤農家は高齢者でもあるため、複雑な操作を依頼するのは難しいため、ボタン一つで撮影が開始・終了することができるなどの簡易操作性もポイントとなります。

　篤農技術の記録方法は以下の通りです。まずウェアラブルカメラを用いて普段の作業の映像（作業記録・撮影動画データ）を撮影記録してもらいます。次に、作業者にウェアラブルカメラの映像を確認してもらいながら、作業のコツやポイント、映像だけではわからないノウハウなどのインタビューを行い、映像と一致させます。その上で、映像編集の際に画面上に小さな画面を重ねるワイプやポイントなどのインタビュー内容を文字で見せるテロップ等を活用した編集手法を用いて、動画マニュアルの作成を行います。これにより、文字を中心にした作業マニュアルや教科書では伝わらない篤農技術のノウハウを視覚的にわかりやすく伝える事が可能となります。

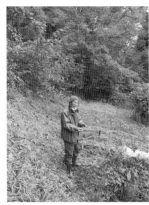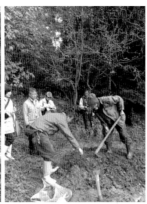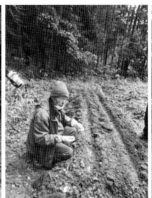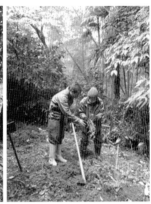

1) 桜井コース
　　場所：奈良県桜井市大字池之内
　　作物：シャクヤク、ジオウ、サイコ、ソウジュツ、ハンゲなど
　　日程：6月初旬から11月末までの4回程度
2) 下市コース
　　場所：奈良県吉野郡下市大町大字下市
　　作物：トウキ、アマチャ、サンショウ、ナンテンなど
　　日程：5月連休明けから11月末までの4回程度
3) 宇陀コース
　　場所：奈良県宇陀市大字陀上新（森野旧薬園）
　　作物：ボタン、カノコソウ、センキュウ、オオツヅラフジなど
　　日程：5月下旬から11月末までの4回程度

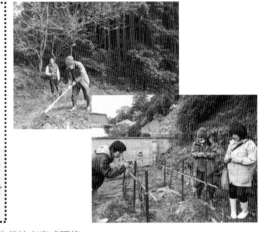

森野旧薬園における奈良県薬用作物栽培者育成研修

植物管理を担当する原野氏．多様な植物の性質を熟知しており、栽培と半栽培を使い分けながら多数の植物を維持管理している．写真は宇陀コースの栽培者育成研修での指導風景

大和産生薬を守れ～栽培指導者の育成

漢方のメッカ推進プロジェクトと人材育成

　奈良県では漢方の産業化にむけて漢方のメッカ推進プロジェクトを推進しています。本プロジェクトは、医療政策部、産業・雇用振興部、農林部など部局横断的で、1「生薬の供給拡大」、2「漢方薬の製造」、3「漢方薬の研究・臨床」、4「漢方の普及」の4ステージから構成されます。昭和の中期まで奈良県内で盛んに栽培されていた薬用作物や薬木について、栽培技術の継承に取組み、薬用作物生産、漢方関連品の製造販売に関する振興など、地域産業の活性化を目指しています。

　ステージ1の生薬の供給拡大には、薬用作物生産にかかわる人材育成が急務です。そこで、薬用作物栽培の知識を伝承するため、現栽培者や栽培希望者、及び栽培普及員を対象として、薬草栽培のノウハウを持つ県内講師による実地研修会を2013年から桜井市、宇陀市、下市町の3コースで実施しています。

　栽培品目としては「大和物」であるトウキ、シャクヤク、ジオウの他、木本性のキハダ、ナンテン、サンショウなどです。2010年の実績では、奈良県内200戸程度の栽培農家があります。薬草の各部位、各区分（食薬区分）にあった有効利用を検討することで商品化を促し、地域産業の振興を図ることに努力しています。

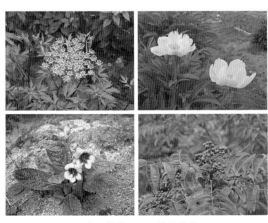

県内で栽培される薬用作物
「大和物」と呼ばれる品目
上左：トウキ　上右：シャクヤク　下左：ジオウ　下右：キハダ

V. 22世紀の薬草政策につなぐ今：生薬国産化のキーテクノロジー

生薬・優良種苗の育成

生薬栽培事業の試み—栃本天海堂（大阪府）の場合

　農水省は、葉たばこ農家の転作など増加する休耕地の活用、厚労省は漢方薬原料の安定的な国内生産体制の構築を検討し、製薬会社などの需要者は価格・供給安定を考え、生薬の国内生産振興を推進することが検討されています。2013年に農水省、厚労省、日本漢方生薬製剤協会（日漢協）が、生産者と実需者間のマッチングを目的として、栽培希望者を対象に各地で説明会が行われましたが、生産者と実需者の間には認識の格差が大きく、期待されるような成果は上がっていません。

　国内生産への取り組みでは、「需要はあるが流通価格が低い」「栽培したいが種苗の供給先が無い」「栽培意欲はあるが栽培技術が無い」など大きなハードルがあります。国内生産の拡大には産学官の協力なしには進みません。特に流通価格の基礎となる生薬薬価の是正は不可欠と考えます。

　生薬資源の最大供給国、中国の「環境保護」、「海外より国内優先」の方針は明確であり、今後の生薬資源の確保は以前のように中国だけに依存することはできません。また、生薬資源の安定確保なしに漢方・生薬業界の発展はあり得ません。そのためにも生薬資源の国内生産を再構築、拡大して生薬自給率の向上を計る必要があります。特に、日局方に適合する薬用植物の種子・種苗の入手は、医薬基盤研究所（基盤研）が担う予定ですが、現在、十分な供給量を準備することができません。自社で契約栽培を進めるため、福知山に栽培地を確保し、種子・種苗生産に努力しています。

栃本天海堂（漢方生薬総合卸メーカー）の主な栽培事業
- 1999年：中国陝西省にて、甘草の商業栽培
- 2002年：京都府久美浜にて柴胡、当帰種苗栽培契約
  　　　　中国での栽培拡大を目標
- 2003年：北海道にて甘草の試験栽培
- 2010年：京都府福知山市の契約農地にて直轄栽培
  　　　　柴胡、当帰、芍薬の種苗生産目的
  　　　　国内での栽培拡大を目標
- 2010年：山形県　農業法人と当帰の栽培契約締結
- 2012年：北海道にて生産農家と川芎の栽培契約締結
- 2012年：中国安徽省亳州にて柴胡の契約栽培締結
- 2013年：岡山県　農業協同組合と当帰、芍薬の契約栽培締結
- 2014年：滋賀県　農業協同組合と当帰、芍薬の契約栽培締結

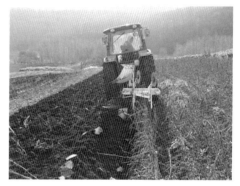

北海道における自社栽培甘草の掘上げ

```
　　　　　福知山栽培地　概要
・栽培場所：京都府福知山市上松周辺
　　　　　　2010年4月1日
・栽培面積：約70a（2011年）
　　　　　：約200a（2ha）2014年
・栽培品目：芍薬・当帰・柴胡・吉草根・甘茶
　　　　　　蒼朮・山椒・防風・牡丹・細辛・
　　　　　　桔梗・桃仁・杏仁　etc
```

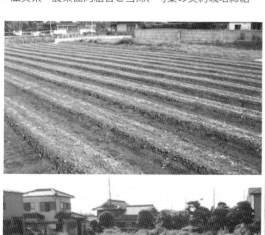
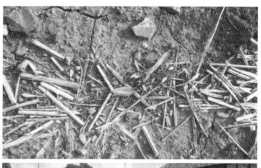
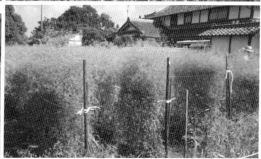

福知山薬園：柴胡採種用栽培

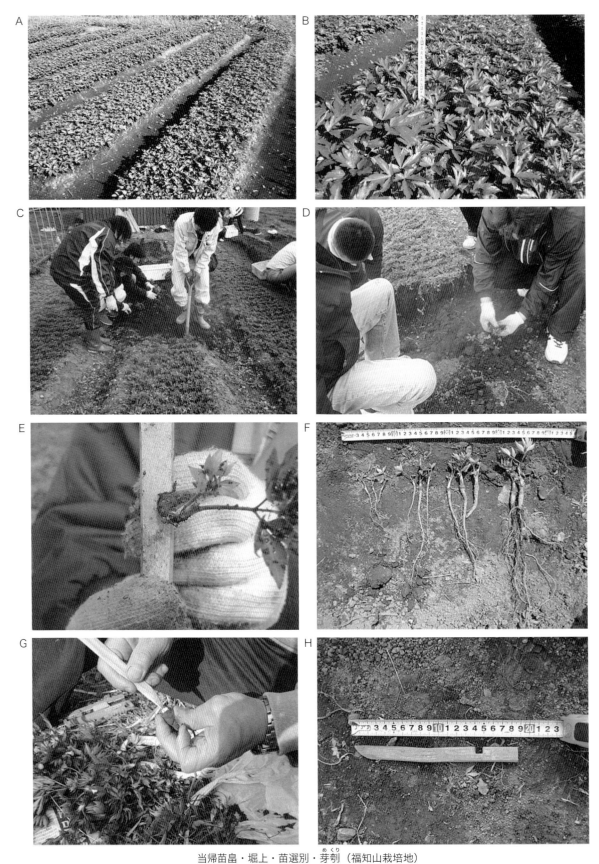

当帰苗畠・堀上・苗選別・芽刳（福知山栽培地）
A：苗床　B：1年苗　C：掘上げ　D：苗選別　E：太さチェック
F：苗（小、中、大、特大）特大は芽刳　G：特大苗の芽刳　H：選別・確認（8mm）用のシャク

漢薬基原植物の予備役を求めて

①野生植物（Wild plants）自然種
    a Non-weeds（雑草でないもの）
        例：オウレン、ホソバオケラ、オケラ、カギカズラ、アケビ、マチン、ニッケイ ― 絶滅危惧種への対策が必要
    b Weeds（雑草）
        例：ハマスゲ、カラスビシャク、ドクダミ、クズ
    c 半栽培植物
        例：チョウセンニンジン、ミシマサイコ
②栽培植物（Cultivated crops）
        例：ハトムギ、シャクヤク

― 栽培方法研究及び品種開発が必要

植物学的カテゴリー分類

　生薬の基原植物の維持・多様化、および安定供給の必要がきわめて重要な課題となってきました。有用種を維持し、さらに改良していくための研究について植物学・資源植物学の観点から考えたいと思います。

　薬用植物を植物学的カテゴリーに分類すると、①野生植物（自然種）、②栽培植物に大別できます。自然種である野生植物は、①aのNon-weeds（雑草でないもの）、①bのWeeds（雑草と呼ばれているもの）、①cの半栽培植物になります。

　薬用植物の多数が①aのNon-weedsつまり自然種で、野生に生えているものをそのまま採取して使用しているため、希少となり絶滅危惧種が増えています。また、Weeds〜雑草と称する植物は人間が関係したようなところに生えるという性格を持っており、ハマスゲ、カラスビシャク、ドクダミ、クズなどがあげられます。ハマスゲは純群落をつくるなど栽培化しやすく農作物に近い性質があります。①cの半栽培植物は、栽培用作物ではない野生種そのものを栽培しているという例です。これがチョウセンニンジンであり、オウレンで、栽培は容易ではありません。

　一方、栽培植物、つまり作物になっている薬用植物は少数で、ハトムギやシャクヤクがあります。ハトムギの原種はジュズダマです。また、シャクヤクは、中国西域を原産とする野生の芍薬から長年育種されつくられた栽培植物です。薬用種として白花を咲かせる梵天種という品種が多く使われています。他にも薬用作物として、ジギタリス、シラン、キキョウ、エビスグサ、カラダイオウ、ニッケイが栽培されていますが、これらは育種や遺伝子確保がなされています。

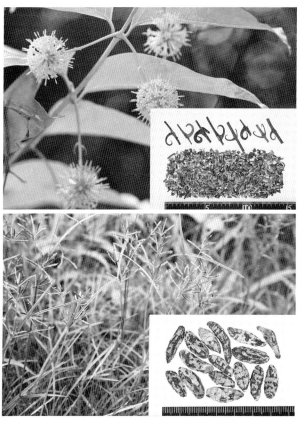

上：カギカズラの花・釣藤鈎（江西省）
下：ハマスゲの地上部・香附子

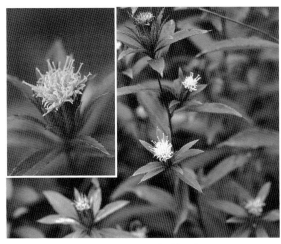
ホソバオケラの花（中国）

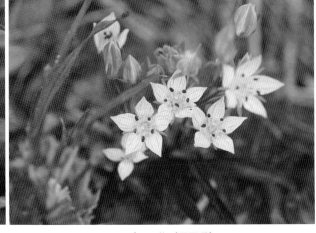
センブリの花（長野県）

　では、絶滅危惧種への対策が必要な野生種はどうすればよいのでしょうか。対象植物は、オウレン（黄連）、ホソバオケラ（蒼朮）、チクセツニンジン（竹節人参）、キカラスウリ（栝楼根）、ヒメハギ（遠志）、オニノヤガラ（天麻）、ヤブエンゴサク（延胡索）、カワラケツメイ（山偏豆）、ツリガネニンジン（沙参）、イチヤクソウ（鹿蹄草）、フジバカマ（蘭草）など、例をあげるときりがありません。アマドコロ（萎蕤）、ナルコユリ（黄精）、シシウド（独活）、センブリ（当薬）も少なくなりつつあります。このような植物は、高山植物のように生息域の特殊性で保護されている場合と異なり、平地から低山地、里山など一般的な地域がhabitat（生息地）であることが多く、注目されないまま開発され徐々に消滅しているのです。里山環境保全は切実です。

　栽培されている薬用植物の多くは、単に野生種を栽培しているのであって、農作物のような栽培品種ではありません。安定した大量供給にむけて薬用植物の栽培型を作出する必要があります。そのためには、前述の潜在的資源植物（予備役）が重要です。野生型から栽培型を導く選抜育種と種内及び種間交雑により栽培植物を作出する交雑育種の双方の手法があります。

　それでは、野生種を、育種操作により栽培植物カテゴリーへ開発することは可能なのでしょうか。古来、高貴薬として有名なチョウセンニンジン（人参）の栽培型は長年の努力にかかわらず開発されていません。人参の基原植物 *Panax ginseng* は、植物分類学上、起源が非常に古く、遺伝子的に変異種（mutant）が出にくいconservative（保守的）と考えられています。選抜育種や同時代の関連種が死に絶えて交雑の相手が少ないため交雑育種も困難で、遺伝子を取り出す関連植物がないような状態が多いのです。今後、属レベルにおける詳細な遺伝子的研究の必要性を感じています。前述の絶滅危惧のある野生種については、その種の維持と生薬基原植物維持の多様化のためには、類縁植物において植物分類学並びに民族植物学的なインベントリー調査が必要です。そして潜在的資源植物の確保には、化学分析による成分プロファイル情報や分子生物学による類縁性の根拠が担保されなければなりません。

　地球上には約33万種の種子植物があるとされますが、本領域での薬学的関連研究はほとんどなされていません。アジアに限っても、ミャンマー、インドネシア、ソロモンなど植物のインベントリー調査研究は非常に遅れているのです。特に、ミャンマーでは中国系の植物がミャンマー北部のフロラ（植物相）の75％に入っています。残り25％は南方のマレーシア系やインドの伝統医学であるアーユルヴェーダ系など融合する民族薬物学的にも興味深い国です。現在、牧野植物園が展開するミャンマーの植物インベントリー調査研究は、植物学だけでなく生薬基原植物の多様化研究の一助となると信じています。

V．22世紀の薬草政策につなぐ今：生薬国産化のキーテクノロジー

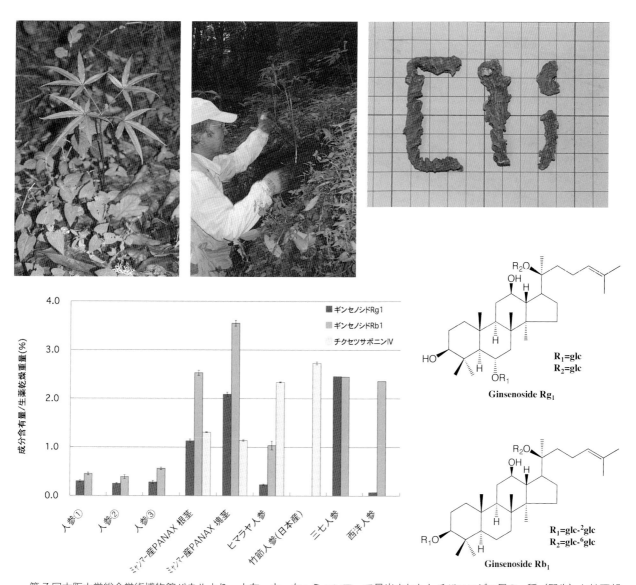

第7回大阪大学総合学術博物館パネルより　上左・中・右：ミャンマーで見出されたトチバニンジン属の一種（野生）と地下部
下左：Panax 属植物の指標成分（ギンセノシド類及びチクセツサポニンIV）含量の比較

ミャンマー産チョウセンニンジン類縁種の評価研究

　熱帯が中心の東南アジアでも標高の高いところでは、照葉樹林が出現し、日本や中国に生育する植物の種類が見られます。ミャンマー西部標高 3,050 メートルのナマタウン（ビクトリア山）のフィールド調査で、トチバニンジン属（Panax）の植物が発見されました。

　私たちが通常用いているチョウセンニンジンの有効成分には、ギンセノシド Rb1 およびギンセノシド Rg1、チクセツニンジンの有効成分としてチクセツサポニン IV があります。ミャンマーで見出されたトチバニンジン属の植物の生薬学的な評価研究を行ったところ、通常利用されているチョウセンニンジン類に比べて、有効成分ギンセノシド Rb1 およびギンセノシド Rg1 が約 4〜6 倍含まれていることがわかりました。また、チクセツサポニン IV も含まれていました。

　このようにギンセノシド類とチクセツサポニンを両方含むチョウセンニンジン類は現在までに報告されていません。このことは本種がミャンマーで独自に分化したことを示唆しています。今後、この種の分類学的研究と共に代替生薬源の候補植物として栽培実験などの研究を行っていきます。

マテリアルサイエンス～メタロミクスによる芍薬の品質評価

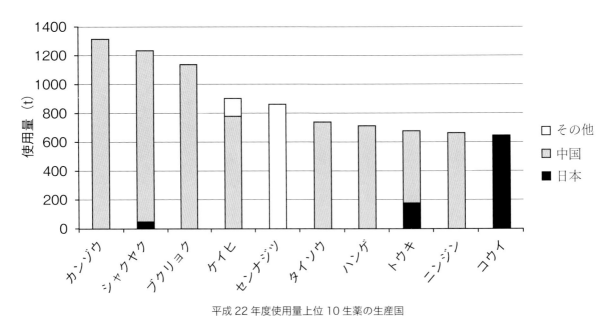

平成22年度使用量上位10生薬の生産国
(日本漢方生薬製剤協会「原料生薬使用量等調査報告書 (2)」より)

　生薬自給率の低い日本では、安心・安全な生薬を供給する上で生薬の国産化が喫緊の課題となっています。本項では、生薬国産化に向けての有用品種探索における、マテリアルサイエンスの視点からの取り組みをご紹介します。

　2008～2010年の生薬使用量等の調査では、生薬の日本国内における総使用量の1位は甘草であり、2位が芍薬となっています。1位の甘草はほぼ100％を輸入に頼っていますが、芍薬はわずかながら国内からも供給されています（上図）。芍薬は古来より、奈良県を中心に薬用を目的とした系統（和芍・大和系）が盛んに栽培されていましたが、2010年の国内自給率は約3.1％と、現在ではその多くを中国からの輸入に依存しています。そこで、我々は芍薬の国内生産量回復を志向して、

　①国産芍薬の高品質性を科学的に担保する
　②栽培奨励するのに適した品種を探索する

ことを目標としました。

　この目標を達成するためには、まず芍薬の品質の科学的評価方法を確立する必要があります。天然由来である生薬には複数の成分が含まれ、単一成分のみによる評価は困難と考えられます。そこで近年では、メタボロミクスと呼ばれる含有有機成分を用いた網羅的な評価が多く試みられており、さらに、その評価と色や香りなど五感による古来の官能的品質評価を関連付ける検討もなされています。

　一方、生薬は製造過程において切断・乾燥などの種々の加工を受けますが、こうした加工や保存期間・条件が生薬の含有有機成分に影響を与える可能性が示唆されています。そこで、有機成分に比べて外的条件に影響を受けにくいと考えられる無機成分に着目しました。先ほどの有機成分を用いたメタボロミクスに対して、このような無機成分の網羅的分析をメタロミクスと呼びます。

　検討を行うにあたり、我々は日本及び中国で薬用として使用可能な生薬（薬用芍薬：日本産4検体、中国・内蒙古自治区産4検体、その他中国産8検体の計16検体）および栽培品種（園芸用の品種など）の芍薬（日本産50検体、p.90の表参照）を用いました。全サンプルについて無機元素を半定量的に測定し、すべてのサンプルにおける全元素の測定結果を用いて主成分分析（PCA）を行いました。この分析では、無機成分のパターンが似ているものが近くにプロットされます。この分析の結果、内蒙古産の芍薬が

V．22 世紀の薬草政策につなぐ今：生薬国産化のキーテクノロジー

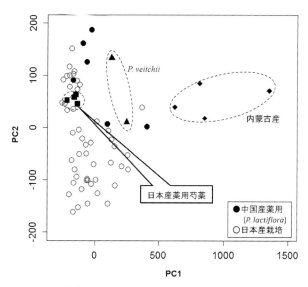

芍薬全 66 サンプルを用いた PCA 結果

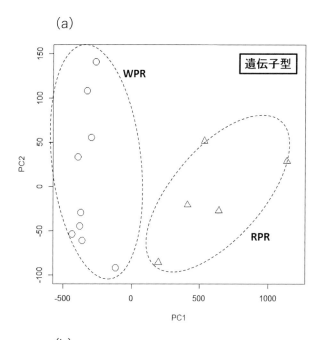

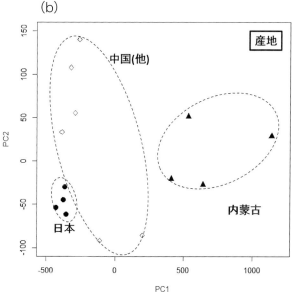

薬用品種 14 検体のみを用いた PCA 結果

他とは離れた位置にプロットされるとともに、日本産薬用芍薬が小範囲に集中してプロットされました。このことから、日本産薬用芍薬の品質の均一性が推察できます。また、内蒙古以外の中国産のうち 2 検体が中国で薬用として用いられる *Paeonia veitchii* でしたが、この 2 検体は近くにプロットされ、他の *P. lactiflora* 検体と鑑別できる可能性が示されました（上図）。

次に、より詳細な検討を行うため、日本および中国で生薬（薬用）として利用されているサンプルのみを用いた検討を行いました。前述の薬用芍薬のうち、前頁の結果により鑑別可能であった *P. veitchii* を除いた 14 検体（*P. lactiflora*）について、無機元素の測定結果を用いて PCA を行ったところ、サンプルが遺伝子型（予め WPR 型、RPR 型の二種に分類）ごとにクラスターを形成しました（右上図 a）。また元来、植物における含有無機成分は栽培された土壌の影響を強く受けると言われてきましたが、この手法を用いることで、産地（日本、内蒙古自治区、中国）でも分類することにも成功しており（右上図 b）、これらのデータから、無機元素の網羅的測定結果を統計学的に解析するメタロミクス的手法が芍薬の鑑別に有用であることを示唆しました。

通常、薬用芍薬の栽培には 3 〜 5 年もの年月を要し、その間にも摘芽・摘蕾などの煩雑な作業が必要で

す。こうしたコストの問題が自給率低下の一因となっていると考えられます。そこで我々は、主に切花に用いられる栽培品種の芍薬に着目しました。芍薬には多くの品種が存在しますが、今回我々が用いた全品種は次頁の表の通りです。この中から、前述の遺伝子解析で国産の薬用芍薬のサンプルと同じ型（WPR 型）に分類された栽培品種を代替品種探索の対象としました。前項の実験で使用した国産薬用芍薬を基準とし、無機元素の含有パターンを比較することで、それぞれの品種が薬用芍薬の代替品となる可能性を検証しました。

89

使用した芍薬の品種一覧

品種名	
春の粧	白雪
小島の輝	レッドコメット
ラズベリーサンダー	アバランチェ
春の虹	峰の雪
エビスナール	藤娘
桃山	北宰相
シルバー	ルーズベルト
ハイライト	行く春
ブライダルアイシング	梵天
ロザリオ	マキシマ
名月	輪舞
スイート 16	プリマベラ
紅河	フローラ
晴姿	ホワイトアイボリー
ブルーサファイア	真田錦
信濃の春	マダムパープル
深山の雪	ミスクレーム
ビーナス	ルイスゲイジ
ハーモニー	サンライズ
レッドバロン	黄金
レインボー	白砂
クィンクレッドホワイト	氷点
紅信濃	花籠
ローズグロリー	華燭の典
サツキ	滝の粧

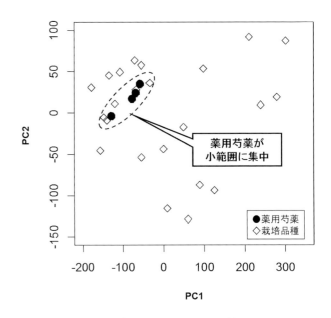

WPR 型サンプルによる PCA 結果

無機元素測定結果を用いて PCA を行ったところ、最初の全 66 サンプルを用いた場合の結果と同様に、国産の薬用芍薬 4 検体がきわめて小さな範囲にまとまってプロットされました（右上図）。また、国産の薬用芍薬のきわめて近傍に栽培品種のサンプルも複数プロットされています。すなわち、これらの品種は均一性の高い国産薬用芍薬と類似の無機元素含有パターンを有していると考えられます。一般的に、園芸用の芍薬は色や形状から観賞用として優れたものが多く、高い商品価値を有しています。これらの品種を薬用に使用できれば、地上部を切り花に、地下部を生薬に利用できる、すなわち地上部・地下部をともに商品とすることが可能となり、コスト面の問題を解決する一助となると考えています。

今回、我々はメタロミクスの観点から含有無機成分による芍薬の鑑別および品質評価を試みました。検討の結果、日本で育種・栽培されてきた国産の薬用芍薬サンプルについて、含有無機成分においてきわめて均一性が高いことを示すことができました。これは度重なる育種・選抜による「選択圧」の影響を示すものであると我々は考えています。以前の我々の検討では、国産の薬用芍薬と園芸品種の芍薬を含む製剤の臨床効果に差があり、含有している鉄の状態の差がそれに関与している可能性を示しましたが、さらなる検討を行うことで成分面・薬効面双方から国産薬用芍薬の高品質性について明らかにしていく必要があると考えています。

さらに、我々は構築した評価法を用いてメタロミクスの観点から薬用芍薬の代替となる品種の探索を試みましたが、近年では、ペオニフロリン等の成分含有量や、乾燥減量・灰分などの生薬的性質（品質）の改善、または摘芽・摘蕾の省力化といった栽培面の効率化などさまざまな観点から薬用として有用な芍薬品種の探索が試みられています。本検討を含め、そうした多方面からの検討を複合し、より有用な品種の探索を行っていくことで、芍薬の日本における自給率回復に寄与できると考えています。

薬食同源による医療指導・未病への示唆

黄帝内経に学ぶ養生原則

・バランスのとれた食生活（素問・蔵気時論）

五穀（粳米、小豆、麦、大豆、黄黍）為養、五果（桃、李、杏、栗、棗）為助、五畜（牛、羊、豚、鶏、犬）為益、五菜（葵、藿、薤、葱、韮）為充。気味合而服之、以補精益気。

・飲食による具体的な治療方針（素問・五常政大論）

治療病有久（慢性）新（急性）、方有大小、有毒無毒、固宜常制矣。大毒治病、十去其六（病全体の六割を治療する）、常毒治病、十去其七、小毒治病、十去其八、無毒治病、十去其九。穀肉果菜、食養尽之、無使過之、傷其正也（薬を使いすぎて、気を傷つけてはいけない）。不尽、行復如法。

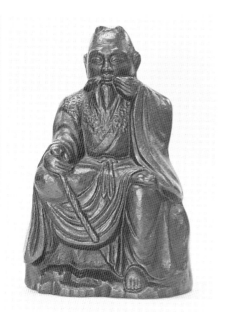

右：神農像　神農は古代中国の伝承に登場する三皇五帝の一人．諸人に医療と農耕の術を教えたとされる．自ら草根木皮を嘗め、草木の薬効を調べて発見した薬により多くの民衆を救い、医薬と農業を司る神として祀られている．

　東アジアにおける伝統医学では食生活と健康の関係を非常に重視してきました。薬食同源（医食同源）の思想は、東洋における医療の根源になっています。健康とは心身すべてが健やかなことを意味し、「日常の食事によって病気にならないような体力づくりをし、健全な精神を養うようにする」という未病医学の食養の思想を指します。古代中国王朝の一つである周王朝の諸制度を記した書「周礼」には、医師を食医、疾医（内科医）、瘍医（外科医）、獣医の4階級に分けています。食事指導をして未病を治すのが食医で、最も優れた医師とされ、日常の食事を配慮して病気にかからないようにすることの重要性が実践されていたと考えられます。

　一方、薬物は不健康になった生体を正常状態（健康）に戻すためのものと定義づけられますが、薬食同源の世界では、食と薬の境界が混然として判別がつきにくいものが多数あります。中国最古の薬物書である「神農本草経」では、薬を上（120種：無毒で長期連用が可能）、中（120種：毒性の有無を知って適宜用いる）、下（125種：毒性が強いため長期連用が不可）の3品に分類しています。特に、上品は生命を養う目的の養命薬で、身体を軽くし、元気を益し、不老不死の作用があるとされる食物的要素が強いものと言えます。上品に収載される人参はウコギ科のチョウセンニンジンの根で、五臓を補い、精神安んじるなど補気薬、不老長寿の万能薬として珍重されてきましたが、近年、世界各地で薬効に関する研究が行われ、抗疲労、免疫能促進などの有効作用の科学的根拠が蓄積されつつあります。

　「黄帝内経（素問・霊枢）」は中国医学の基礎理論を記した古典で、食事と病気の因果関係や日常生活の基本姿勢（食養・食療）を説いています。薬物・食物の両者は5つに分類される性味（五味・五性）があり、これらをバランス良く配合することで健康を維持します。また、疾病治療には、崩れたバランスを是正する反対の薬性・食性を持つ薬物・食物で中和正常化しようとする考え方です。バランスのとれた食事は、必ず穀類（豆類を含む）を主食とし、畜類を副食に、さらに野菜で満たすと同時に果物で助け補佐することとあり、近代栄養学に近似しています。

　東西両医学において、その医療行為の中で「食」の大切さが強調されています。現代の医療においても、食品そのものについて、そして食養生の大切さを見直す必要があると考えられます。

医薬品としての生薬・薬用植物
~薬学的視点からの共創的連携

　生薬は、天然物がそのまま、医薬品として利用されます。医薬品の場合、その有効性と安全性を保証するため、厳しい品質保証が求められます。医薬品における品質保証とは、原則的に、臨床的に確かめられた有効性と安全性が、常に発揮できる「物」であることです。近代以前、生薬のみが薬であり、高価であったため、偽物が多く流通し、それをなくすため、品質保証学としての生薬学が発達しました。コンスタントに有効性と安全性を保証するという概念は、工学における品質保証学と同じ概念と言えるでしょう。

　コンスタントに有効性と安全性を保証するためには、常に、同じ成分を同じように含むことが基本です。一方で、生薬は、天然物由来であるため、植物が持つ二次代謝の多様さ、遺伝的多様性（種／亜種／交配種／栽培種）、気候／環境要因、採取・栽培方法と時期、加工方法等の要因により、一つ一つの生薬個体間で、非常に多様性のある成分組成を持つことになります。これは、医療の再現性を保証する医薬品として持つべき性質に対して相反する個性といえます。したがって、生薬の標準化は、生薬学が学問として始まって以来の課題で有り続けているのです。

　現在、日本において生薬の90％以上は、漢方エキス剤の原材料として使用されています。生薬の標準化は、まず、GAPコントロールされた農場で生産されることで始まり、日本薬局方や日本薬局方外生薬規格といった公的規格で管理され、さらに、漢方エキス剤としての規格が守られ、GMP管理された工場で生産されることで、ある程度達成されます。湯剤・煎剤ではなく、エキス剤として利用される最大の利点は、大きなロットで生薬が抽出され、成分の含量が平均化され標準化されることにあります。医・薬連携で得られる漢方医療のエビデンスも、医薬品としての標準化がなされてこそ、科学的な発展性を持つことになるのです。

　日本で使用される生薬の85％程度は、中国から輸入されています。近年の中国における生薬需要量の増加や、農業事情の変化、中国の生薬政策等により、生薬が第二のレアアースになってしまう可能性が指摘されています。この問題を解決するには、国内での生薬栽培を発展させる必要があります。このためには、医・薬・理・農連携が必須でしょう。既に、カンゾウの水耕栽培技術の開発や、優良系統選抜は、このような連携の下、行われています。

　医・薬・理・農の共創的連携により、継続的に品質保証された生薬が供給されることは、日本における天然物医薬品を維持する上で、喫緊の課題です。さらに、生薬の標準化がなされることで、初めて、新規な多成分系医薬品の承認への道が開かれることになるのです。

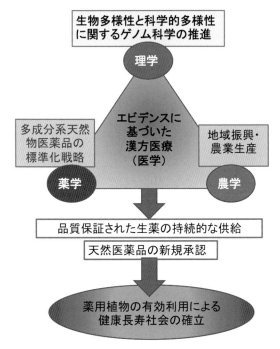

生薬・薬用植物分野における医・薬・理・農の共創的連携
（概念図）

参考文献

I章

1. 御影雅幸、木村正幸『伝統医学・生薬学』南江堂（2009）
2. 日本薬学会編『化学系薬学 III』東京化学同人（2006）
3. 厚生労働省「第十六改正日本薬局方」（2011）
4. 鈴木工他、農業経営者8月号、19-30（2012）
5. 小曽戸洋、生薬学雑誌61（2）、68-78（2007）
6. 倪斯然他、薬史学雑誌 47、127-133（2012）
7. 寺林進、薬用植物研究32（1）、1-8（2010）
8. 浅間宏志、薬用植物研究32（1）、9-12（2010）
9. 袴田高志、特産種苗16、97-102（2013）
10. 日経メディカル開発「漢方薬使用実態及び漢方医学教育に関する意識調査2012」
11. 後藤一寿、関東東海農業経営研究 104（印刷中）（2015）
12. 合田幸広他監修『新一般用漢方処方の手引き』じほう（2013）
13. 合田幸広他監修『日本生薬関係規格集2014』じほう（2014）
14. 姜東孝、薬用植物研究29（2）、24-30（2007）
15. 加藤好昭、薬用植物研究32（1）、13-17（2010）
16. 日本漢方生薬製剤協会総務委員会編、H24年薬事工業生産動態統計年報（2014）
17. 姜東孝、生物工学会誌88（8）、392-394（2010）
18. 後藤一寿編、農林水産省「地域特産作物需要拡大技術確立推進事業」報告書 全国甘草栽培協議会（2014）
19. 栃本天海堂編「創立60周年記念誌」牧歌舎（2010）

II章

20. 富士川游『日本疾病史』平凡社（1969）
21. 武田二百年史編纂委員会『武田二百年史』（1983）
22. 大石学『享保改革期の薬草政策』名城大学人文紀要39（1988）
23. 笠谷和比古、山田慶兒編『東アジアの本草と博物学の世界 下』3-42、思文閣出版（2007）
24. 吉田弘、東京家政大学博物館紀要 14、123-131（2009）
25. 大宇陀町史刊行会『大宇陀町史』臨川書店（1959）
26. 上田三平『日本薬園史の研究』渡辺書店（1962）
27. 髙橋真太郎、薬局10、74-77（1959）
28. 大久保信治『地域史研究と歴史教育』215-233（1985）
29. 田代和生、山田慶兒編『東アジアの本草と博物学の世界 下』43-77、思文閣出版（2007）
30. 遠藤正治『本草学と洋学 小野蘭山学統の研究』思文閣出版（2003）
31. 奈良県薬業史編纂審議会編『奈良県薬業史（資料編）』奈良県薬業連合会（1988）
32. 奈良県RDB策定委員会「大切にしたい奈良県の野生動植物 植物・昆虫類編」奈良県農林部森林保全課（2008）
33. 奈良県宇陀郡編「奈良県宇陀郡是」奈良県（1918）
34. 日本学士院編『明治前日本薬物学史 第1・2巻』丸善（1957）
35. 松永和浩、生物工学会誌、340-343（2014）
36. 髙橋京子他『森野旧薬園と松山本草』大阪大学出版会（2013）
37. 髙橋京子、生物工学会誌、335-339（2014）
38. 髙橋京子『森野藤助賽郭真写松山本草』大阪大学出版会（2014）
39. 高橋真太郎『漢方薬とその発展史』巧玄舎（1976）
40. 難波恒雄『原色和漢薬図鑑（上・下）』保育社（1984）
41. 上海科学技術出版社『中薬大辞典 第4巻』小学館（1985）
42. 高橋真太郎、和漢薬178、641-643（1968）
43. 福田浩三他、薬史学雑誌 44（1）、10-17（2009）

III章

44. 山本正江他編『牧野富太郎植物採集行動録・明治・大正篇／昭和篇』高知県立牧野植物園（2004/2005）
45. 堀田満他『世界有用植物事典』平凡社（1996）
46. 牧野富太郎『新訂牧野新日本植物圖鑑』北隆館（2000）
47. 佐竹義輔他『日本の野生植物 草本I-III』平凡社（2006）
48. 佐竹義輔他『日本の野生植物 木本I-II』平凡社（2008）
49. 邑田仁『新訂原色樹木大圖鑑』北隆館（2004）
50. 岡田稔『新訂原色牧野和漢薬草大圖鑑』北隆館（2002）
51. 鳥居塚和生『モノグラフ生薬の薬効・薬理』医歯薬出版（2003）
52. 難波恒雄他『薬になる植物』132-135、保育社（1974）
53. 岡本勇治『大和植物志（久米道民編）』大和山岳會（1937）
54. 北村四郎他編『週刊朝日百科世界の植物（1-120号）』朝日新聞社（1978）
55. 武内和彦他編『里山の環境学』東京大学出版会（2004）
56. 浦野紘平他編『生態環境リスクマネジメントの基礎』オーム社（2007）
57. Index Herbariorum (The New York Botanical Garden) http://sciweb.nybg.org/science2/IndexHerbariorum.asp
58. 髙橋京子他、薬史学雑誌48、140-150（2013）
59. 髙橋京子、適塾47、91-100（2014）
60. 独立行政法人医薬品医療機器総合機構「日本薬局方の歴史」http://www.pmda.go.jp/kyokuhou/pdf/jpdata/jphistory.pdf

IV章

61. Tanaka N, J. Jap. Bot. 73, 319-324（1998）
62. 柴田桂太編『資源植物事典』北隆館（1957）
63. 長田武正『原色日本帰化植物図鑑』保育社（1976）
64. 石井林寧他『最新園芸大事典（1-7巻）』誠文堂新光社（1968-1971）
65. Food and Agriculture Organization of the United Nations (FAO)「Global Forest Resources Assessment 2010: FRA2010」http://www.fao.org/forestry/fra/fra2010/en/
66. 国際連合食料農業機関「世界森林資源評価2010」
67. 小山鐵夫『植物園の話』アボック社出版局（1997）
68. 小山鐵夫『資源植物学 研究方法への手引き』講談社（1984）
69. 小山鐵夫『資源植物学フィールドノート』朝日新聞社（1992）
70. 小山鐵夫、ILLUME 6（1）、33-48（1994）
71. 小山鐵夫、日本大学農獣医学部資料館報4、51-63（1994）
72. 日本植物園協会他『日本の植物園における生物多様性保全』（2007）
73. 大場秀章編『日本植物研究の歴史』東京大学出版会（1996）

V章

74. 岡本正弘監修 後藤一寿他編著『新品種で拓く地域農業の未来 食農連携の実践モデル』農林統計出版（2014）
75. 後藤一寿、生物工学会誌、347-349（2014）
76. 手塚隆久、JATAFFジャーナル1（8）、25-29（2013）
77. 後藤一寿、JATAFFジャーナル1（8）、20-24（2013）
78. 日本漢方生薬製剤協会 http://www.nikkankyo.org/aboutus/investigation/pdf/shiyouryou-chousa02.pdf（2013）
79. Tarachiwin L *et al*, J. Pharm. Biomed. Anal. 48, 42-48（2008）
80. Tianniam S *et al*, J. Biosci. Bioeng. 109, 89-93（2010）
81. 姉帯正樹他、道衛研所報52, 86-88（2002）
82. Shimada K *et al*, J. Nat. Med. 68, 407-413（2014）
83. 白石史遠他、日本薬学会第129年会、28P-am011（2009）
84. 厚生省薬務局「薬用植物 栽培と品質評価 Part 3」薬事日報社（1994）
85. Shimada K *et al*, J. Ethnopharmacol. 132, 438-442（2010）
86. 橋爪崇他、Nat. Med. 53、385-389（1998）
87. 白鳥奈緒美他、Nat. Med. 59、17-21（2005）
88. 姉帯正樹他、道衛研所報57、61-64（2007）
89. 田村隆幸他、富山県薬事研究所年報37、57-63（2010）
90. 奈良県農林部農業水産振興課、特産種苗16、136-139（2013）
91. 難波恒雄、臨床栄養83、57-63（1993）

（注）各章に関連する文献については初出の章に記載

おわりに

　最近になって、頓に漢方生薬の国産化の必要性が叫ばれるようになった。主たる輸入先国である中国における資源の減少のみならず、日本で漢方が国民医療を担う確かなものとして定着し、生薬確保の必要性が認識されるようになったのであれば、的を射た方向性と言えようか。一つの生薬でも、たとえば麻黄の輸入が止まれば、葛根湯を初めとする複数の重要漢方薬が処方できなくなる。高度成長時期にある中国では確実に野生資源が減少してきており、それに伴って品質が低下し、価格が上昇している。今や生薬資源の確保は、決して先送りできない重要課題となっている。

　科学の発展により、多くの薬用植物から有効成分が単離され、その作用機序が明らかにされ、西洋医学で治療に用いられてきた。しかし、漢方生薬に関しては未だその道は遠いようである。当分は、これまでのように、漢方治療は生薬そのものに頼らざるを得ないようであるし、今後もこうした状況が長く続くものと思われる。ならば、生薬の確保は健全な漢方治療のためには不可欠であることは自明である。

　現在のように、我が国の生薬自給率が10％ほどになってしまった原因は、価格問題がすべてといっても過言ではない。自給には野生品の採取と栽培があるが、現時点ではどちらをとっても中国産と価格競争はできない。

　近年は中国でも生薬の栽培化が進み、今では野生の柴胡や桔梗を市場で見ることは無くなった。それに伴って、生薬の外見は大きく変化した。当然、薬効の変化もあるのだろうが、検証が困難である。薬剤師として、一抹の不安を抱えたまま使用しているのが現状であろうか。生薬には古来異物同名品が多く、何を指標に品質評価してよいのかさえ判らないものが多い。栽培するにしても、大半の生薬において、何をどのように栽培すれば良いのかさえ判らない。生薬の国内栽培において、今後に残された解決すべき最大の課題である。

　そうしたときに参考になるのは過去の文献や残された標本である。博物学は古い学問のように思われているかもしれないが、未来を切り開くために不可欠な学問分野であることが意外に気づかれていないような気がする。本書の内容は、植物学、本草学、薬草栽培、海外調査、メタロミクス等々さまざまな方面に及び、一見してまとまりがないように感じられるかもしれないが、実は医薬学が応用科学であることを理解すれば、これらを有機的に結びつけてこそ漢方の継続的かつ健全な運用が可能になることに気づく。本書にはそのヒントが随所にみられる。今後ますますこの分野の重要性が認識されるようになると同時に、多くの博物学的資料が活用される機会が増えることを期待したい。

東京農業大学農学部　教授
金沢大学医薬保健研究域薬学系　名誉教授
御影　雅幸

執筆者紹介

編著

髙橋 京子	大阪大学総合学術博物館（兼）薬学研究科　准教授
小山 鐵夫	高知県立牧野植物園　顧問

執筆者（執筆順、肩書きは2015年2月2日現在）

後藤 一寿	農業・食品産業技術総合研究機構中央農業総合研究センター　主任研究員
合田 幸広	国立医薬品食品衛生研究所薬品部　部長
姜 東孝	株式会社 栃本天海堂　副社長
松永 和浩	大阪大学総合学術博物館　特任講師
髙浦（島田）佳代子	同　　　　　　　　特任助教
田中 伸幸	高知県立牧野植物園・教育普及課長心得
手塚 隆久	農業・食品産業技術総合研究機構　九州沖縄農業研究センター 専門員
三谷 和男	奈良県立医科大学大和漢方医学薬学センター　特任教授

協力者一覧（個人・団体、各五十音順）

浅間 宏志（株式会社ウチダ和漢薬）／伊藤 謙（京都薬科大学）／大橋 哲郎（写真家）／近藤 誠三（小太郎漢方製薬 株式会社）／坂井 真（農業・食品産業技術総合研究機構）／辻元 康人（奈良県医療政策部）／栃本 文男・松島 成介・宮嶋 雅也（株式会社 栃本天海堂）／藤川 和美・水上 元（高知県立牧野植物園）／御影 雅幸（東京農業大学）／森野 智至（株式会社 森野吉野葛本舗）／原野 悦郎・森野 燾子（森野旧薬園）／京都薬科大学／小太郎漢方製薬 株式会社／大阪大学大学院薬学研究科・伝統医薬解析学分野（小栗 一輝・善利 佑記・井原 香名子・楠木 歩美・須磨 一夫・東 由子）

本書は大阪大学総合学術博物館主催 森野旧薬園・高知県立牧野植物園共催 第7回特別展「漢方今昔物語　生薬国産化のキーテクノロジー」（2014年4月26日〜7月19日）の関連書籍として製作された。また、本書の一部は、2013-2015年度日本学術振興会科学研究費補助金（基盤研究［B］課題番号25282071）、2013年度科学研究費補助金（研究成果公開促進費課題番号255243）及び2013-2015年度日本学術振興会科学研究費補助金分担（基盤研究［B］、課題番号25292138）による研究成果である。

大阪大学総合学術博物館叢書　11

漢方今昔物語
生薬国産化のキーテクノロジー

2015年3月31日　初版第1刷発行　　　　　　［検印廃止］

監　修　大阪大学総合学術博物館
編　著　髙橋 京子、小山 鐵夫
発行所　大阪大学出版会
　　　　代表者　三成賢次

〒565-0871 大阪府吹田市山田丘2-7
　　　　　大阪大学ウエストフロント
電話　06-6877-1614
FAX　06-6877-1617
URL：http://www.osaka-up.or.jp
印刷所：亜細亜印刷株式会社

© The Museum of Osaka University 2015　Printed in Japan
ISBN 978-4-87259-521-5　C1347
Ⓡ〈日本複製権センター委託出版物〉

本書を無断で複写複製（コピー）することは、著作権法上の例外を除き、禁じられています。本書をコピーされる場合は、事前に日本複製権センター（JRRC）の承諾を受けてください。

大阪大学総合学術博物館叢書について

大阪大学総合学術博物館は、二〇〇二年に設立されました。設置目的のひとつに、学内各部局に収集・保管されている標本資料類の一元的な保管整理と、その再活用が挙げられています。本叢書は、その目的にそって、データベース化や整理、再活用をすすめた学内標本資料類の公開と、それに基づく学内外の研究者の研究成果の公表のために刊行するものです。本叢書の出版が、阪大所蔵資料の学術的価値の向上に寄与することを願っています。

大阪大学総合学術博物館

大阪大学総合学術博物館叢書・既刊

◆1 扇のなかの中世都市──光円寺所蔵「月次風俗図扇面流し屏風」 泉 万里

◆2 武家屋敷の春と秋──萬徳寺所蔵「武家邸内図屏風」 泉 万里

◆3 城下町大坂──絵図・地図からみた武士の姿──鳴海邦匡・大澤研一・小林茂 編集

◆4 映画「大大阪観光」の世界──昭和12年のモダン都市──橋爪節也

◆5 巨大絶滅動物 マチカネワニ化石 恐竜時代を生き延びた日本のワニたち 小林快次・江口太郎

◆6 東洋のマンチェスターから「大大阪」へ 経済でたどる近代大阪のあゆみ 阿部武司・沢井 実

◆7 森野旧薬園と松山本草──薬草のタイムカプセル 高橋京子・森野燻子

◆8 ものづくり 上方 "酒" ばなし──先駆・革新の系譜と大阪高等工業学校醸造科── 松永和浩

◆9 戦後大阪のアヴァンギャルド芸術──焼け跡から万博前夜まで── 橋爪節也・加藤瑞穂

◆10 野中古墳と「倭の五王」の時代 高橋照彦・中久保辰夫 編著